圖解 肩・腰・膝不痛了！痠痛舒緩指南

著 **植森美緒**
健康運動指導師

監修 **金岡恒治**
早稻田大學運動科學學院教授
骨科專科醫師、脊椎脊髓專科醫師

楓葉社

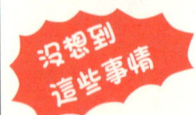

竟會導致肩・腰・膝蓋疼痛!?
犯人就潛伏在我們身邊！

沒想到這些事情

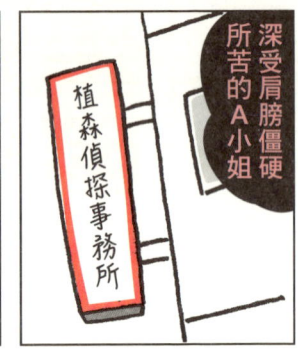

深受肩膀僵硬所苦的A小姐

植森偵探事務所

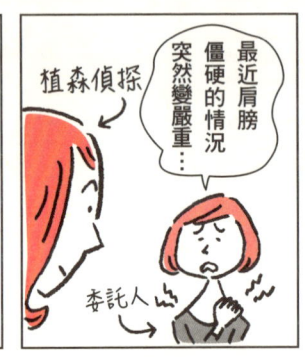

最近肩膀僵硬的情況突然變嚴重…

植森偵探

委託人

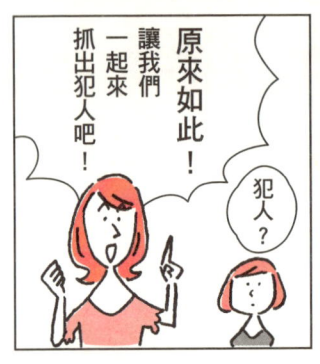

原來如此！讓我們一起來抓出犯人吧！

犯人？

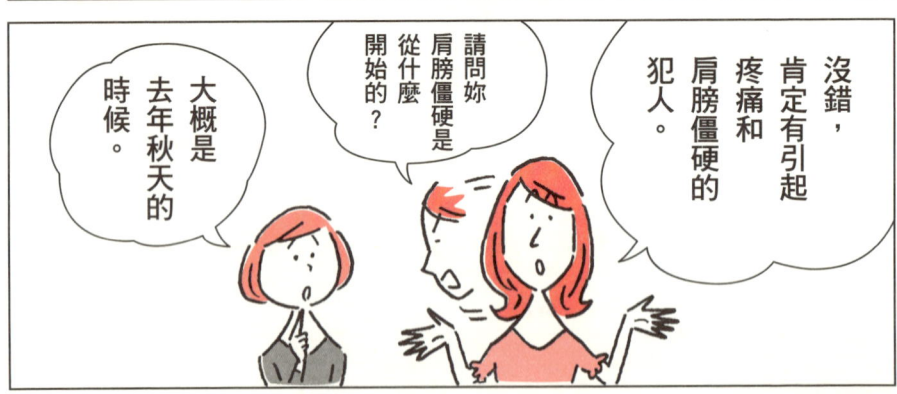

沒錯，肯定有引起疼痛和肩膀僵硬的犯人。

請問妳肩膀僵硬是從什麼開始的？

大概是去年秋天的時候。

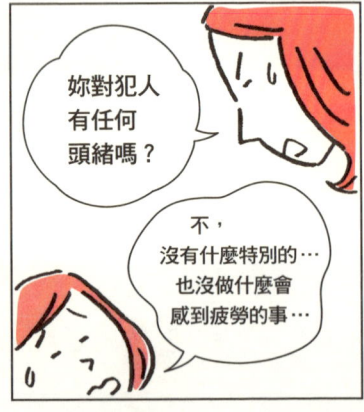

妳對犯人有任何頭緒嗎？

不，沒有什麼特別的…也沒做什麼會感到疲勞的事…

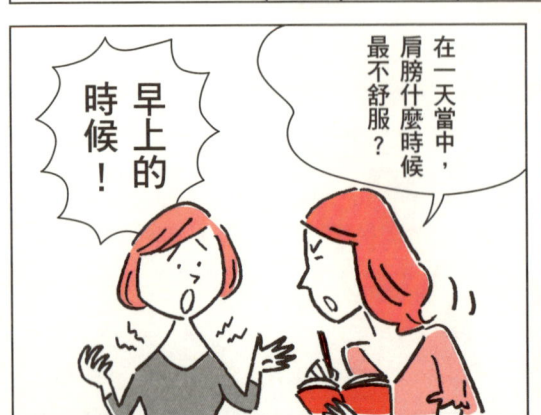

在一天當中，肩膀什麼時候最不舒服？

早上的時候！

2

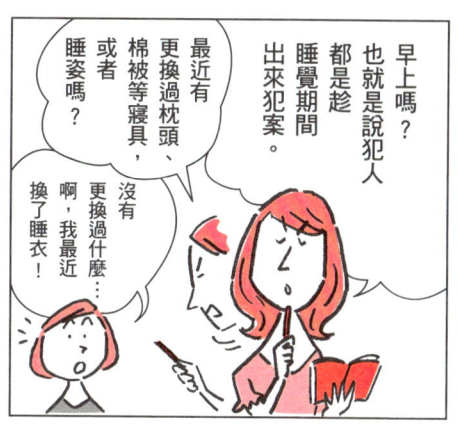
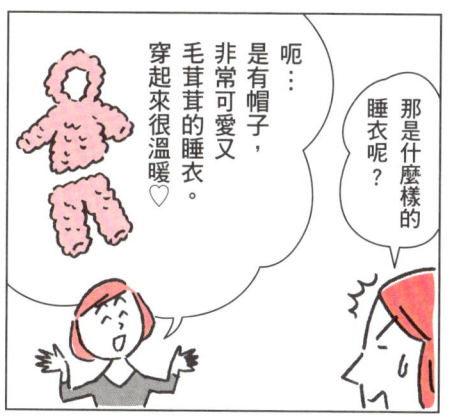
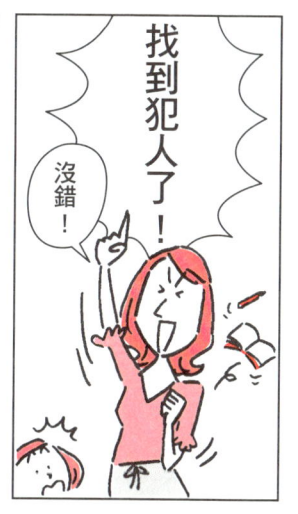
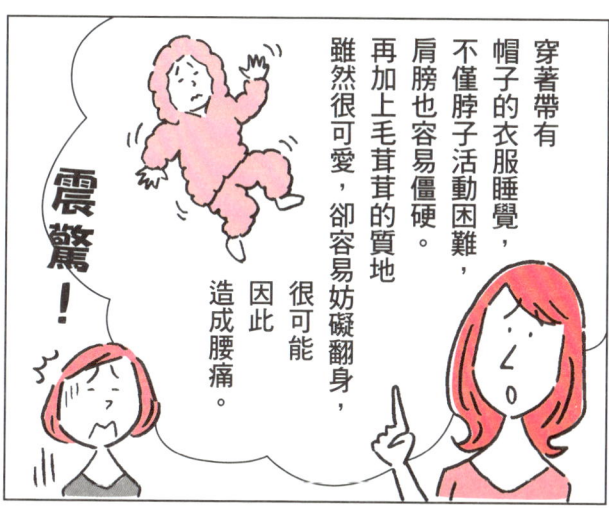
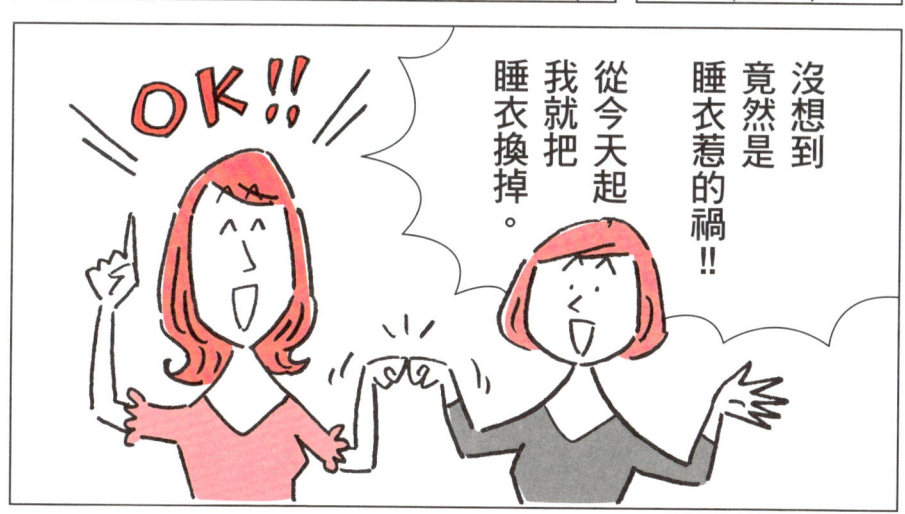

※頸、肩疼痛請詳見P16

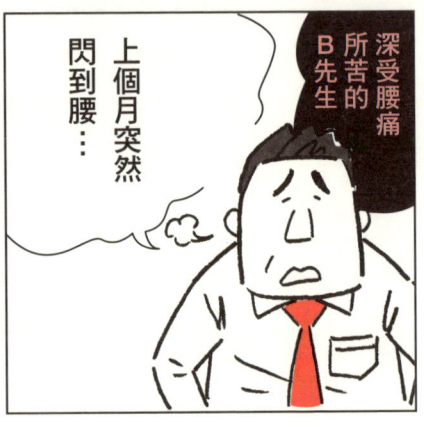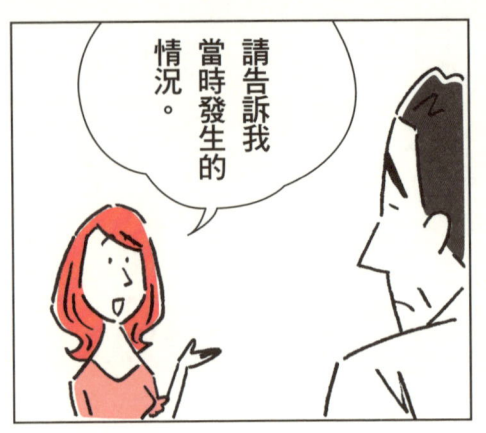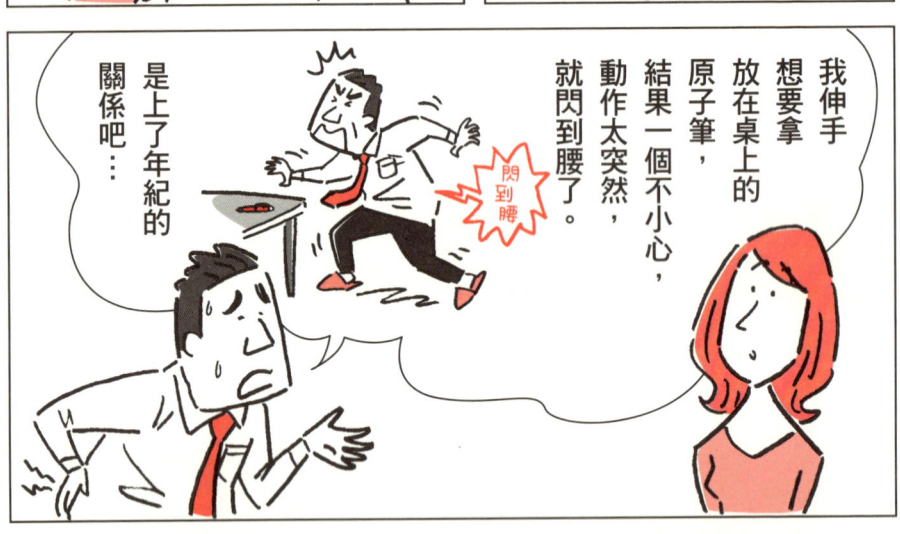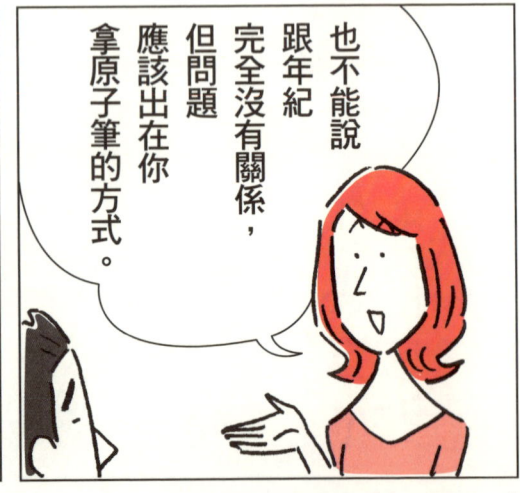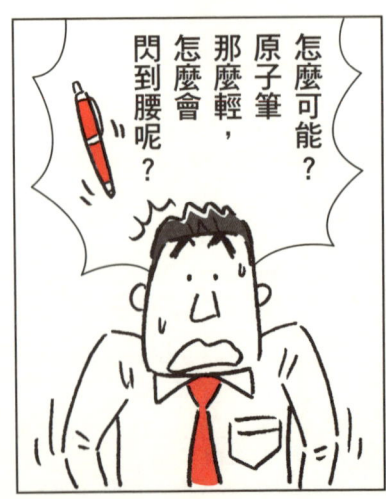

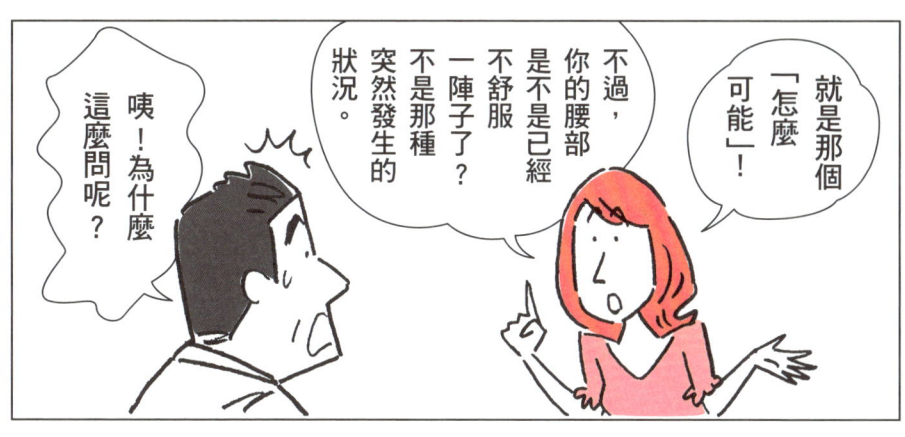

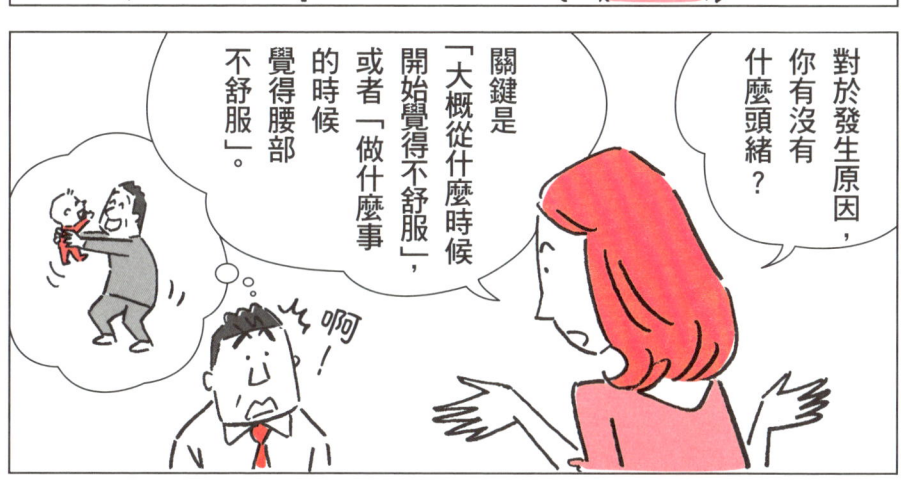

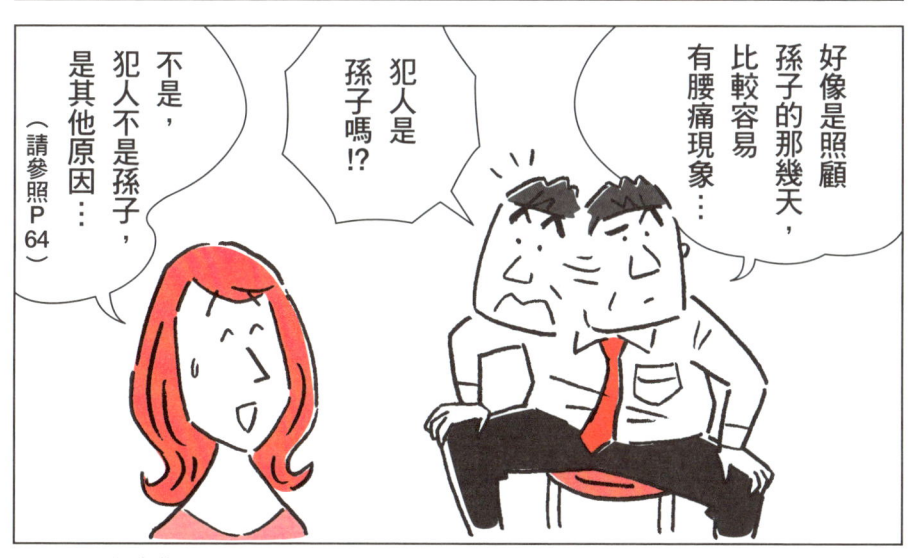

5　※腰痛請詳見P18

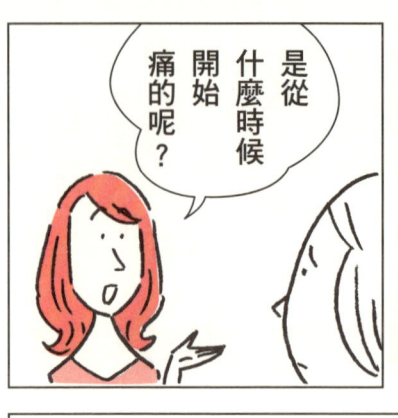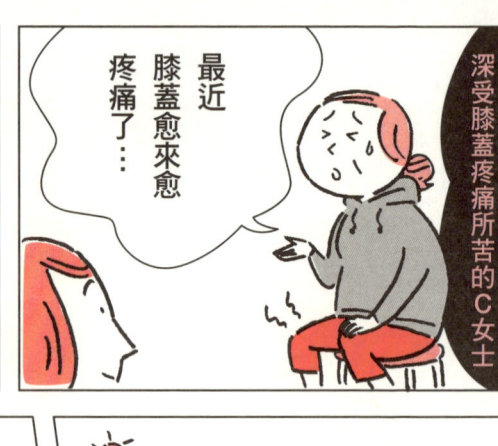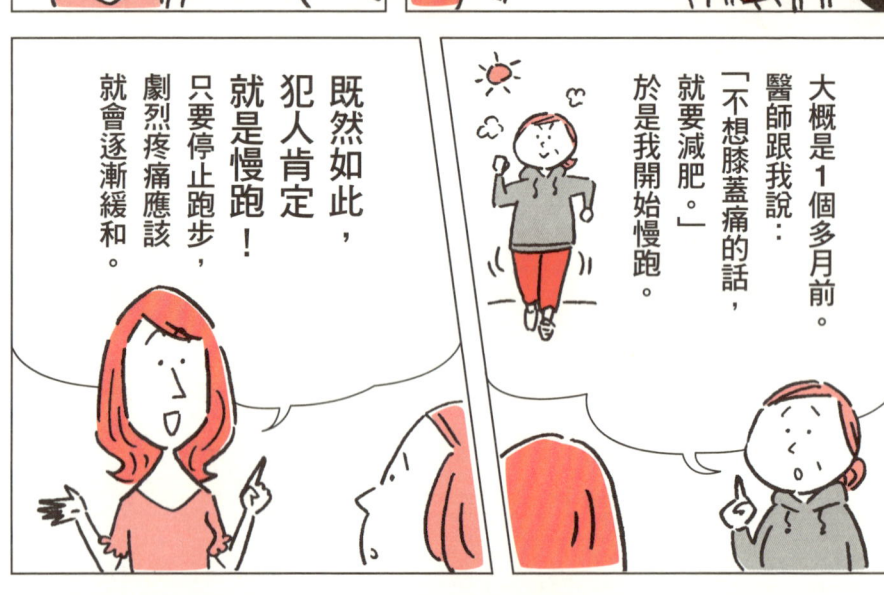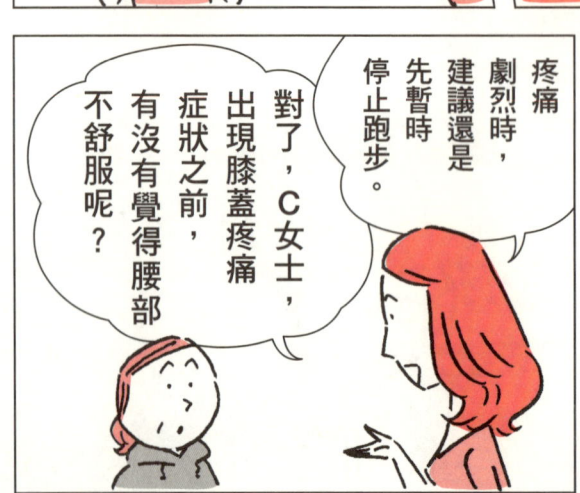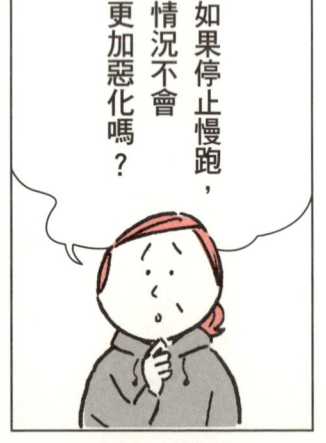

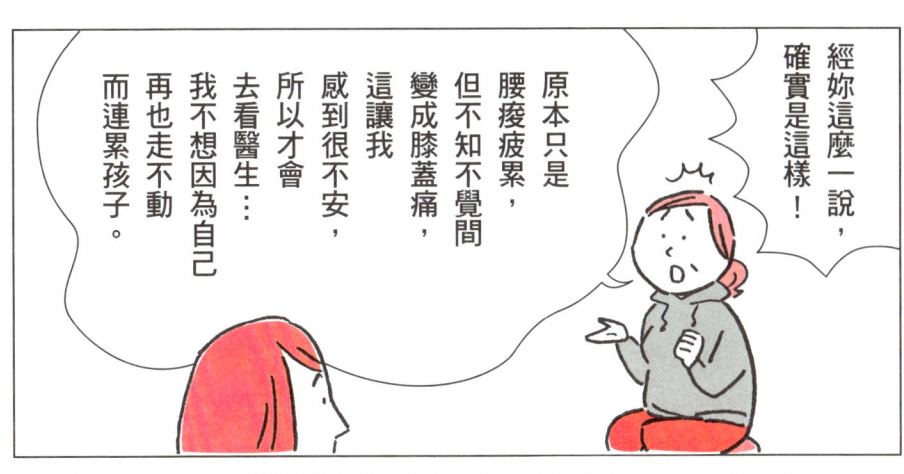

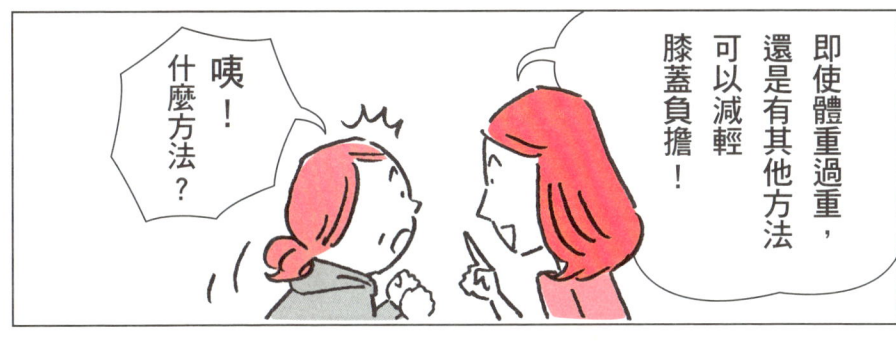

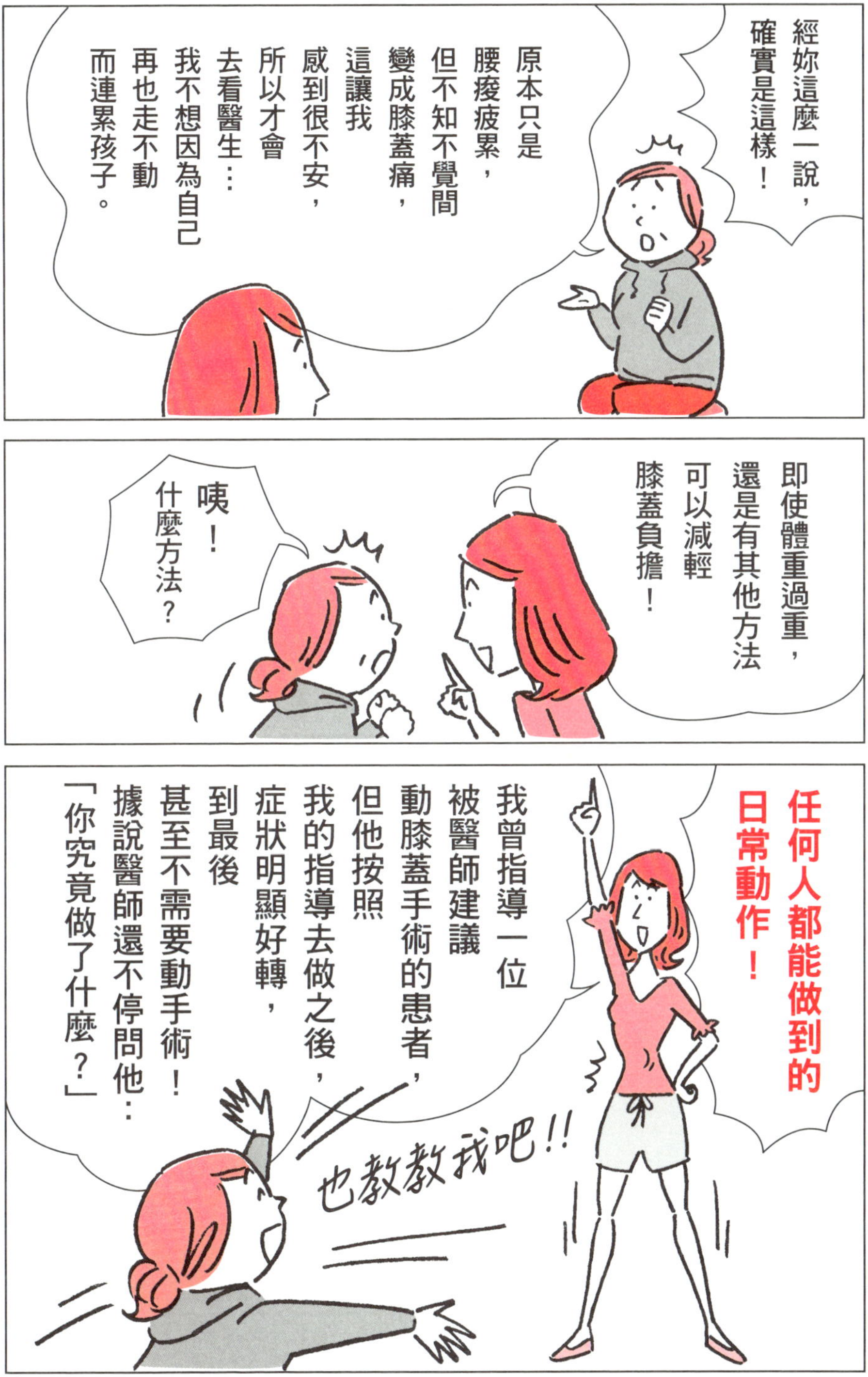

7　※膝蓋疼痛請詳見P20

前言 一起來消除身體上的疼痛吧！

初次見面，大家好。我是健康運動指導師植森美緒。

我在20歲出頭時，因為一心想減肥，進行了超出自己能力範圍的運動，結果有一天，嚴重的腰痛找上了我。

那時候醫師診斷為椎間盤突出，雖然判定不需要動手術，但劇烈的疼痛使我無法正常生活。我接連跑了好幾家骨科，甚至花了大筆金錢接受整脊治療，疼痛卻始終沒有改善，每一天的生活都充滿了焦躁與不安。

意外誕生「讓疼痛消失的日常動作」

當時的我已經心灰意冷，覺得自己不得不與慢性疼痛共度餘生，然而轉機卻意外造訪。

那一天天氣實在太悶熱，我取下了治療腰痛的護腰束腹帶，嘗試像使用束腹帶那樣收緊小腹，沒想到腰痛症狀竟然稍有緩解，而且情況還有愈來愈好的跡象！正是這個親身體驗，促成後來「讓疼痛消失的日常動作」。

8

愈是面臨疼痛的人，更加建議立即嘗試操作

在身體疼痛的情況下進行鍛鍊肌肉的「運動」，反而容易造成反效果，因此不建議在這個節骨眼進行運動。但本書所收錄的「動作」，則是愈有疼痛症狀時，愈建議即時操作，有助於發揮緩解疼痛的效果。所以，現在正面臨疼痛的人，我更是強烈建議要立即開始操作。

相信疼痛會在當下立即消失，或者能明顯感受到疼痛逐漸緩解。

持續操作這些不會引起疼痛的動作，最終將擁有「不再有這裡痛、那裡痛的健康身體」。

我的椎間盤至今仍處於被壓扁的狀態，但透過保護腰部的日常動作，目前已不再感到疼痛。我不僅克服了腰痛，也透過實踐預防方法避免疼痛復發，即使面對未來，也不再對身體的疼痛感到擔憂與不安。

無論活到幾歲都能正常過生活，無須擔憂身體疼痛，隨時都能說走就走。

這樣的生活絕非理所當然，但我認為這是一件非常幸福的事。

在這個「人生100年時代」的現今社會，身體沒有一絲一毫的疼痛，無疑是非常珍貴的資產。誠心希望大家也能親身體驗，並且感受從疼痛中解放出來的喜悅。

植森美緒

疼痛症狀有9成源自「頭部」

只要正確支撐頭部，立刻向所有疼痛說再見！

頸・肩・腰・膝蓋痛的源頭都是頭部重量

為什麼我們會感到身體疼痛？

引起身體疼痛或僵硬的最根本原因，其實是「頭部」。

成人頭部重量約有6kg，以1公升裝的寶特瓶來說，大約相當於6瓶的重量。

雖然有些人對此了然於心，但實際上卻沒有什麼感覺。而陷阱就在於這個「沒有實質感受」。

現在最需要的就是正確支撐頭部的動作！

舉例來說，在結凍路面上行走時，為了避免滑倒，我們都會有意識地踩著小步伐前進，也知道在抬舉重物時，要下意識地讓腹部出力。

然而，對於「頭部很重」這件事，我們平時根本沒有實際感受；也正因為沒有實際感受，才會長期造成身體負擔。

肩・腰・膝不痛了！**圖解疲痛舒緩指南**

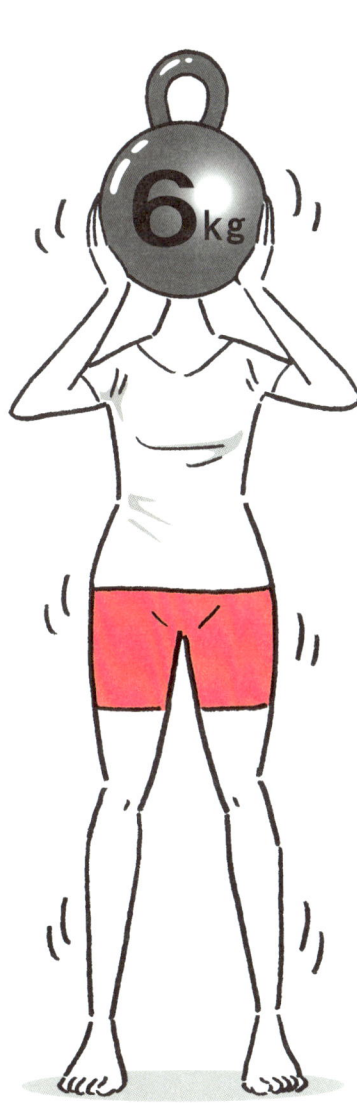

重要關鍵是疼痛發生之前，讓身體適度休息

有時痛，有時不痛，代表疼痛是一種正在提醒你──身體正承受巨大負擔的警訊。這時候只需要「正確支撐頭部」，你將會因為疼痛消失、身體變健康的真實感受而震驚不已。

為了每天都能遠離疼痛，最不能輕忽的就是「疲勞」。肌肉一旦承受負擔，就容易產生疲勞感。當疲勞持續累積，就會以「無力」或「僵硬」等形式呈現，嚴重時甚至可能演變成「疼痛」。

在肌力衰退的狀態下繼續承受負擔，將進一步造成關節或骨骼的損傷。為了連根拔除造成疼痛的原因，必須減少那些會產生疲勞的動作。尤其是避免長時間維持相同姿勢導致肌肉固定不動，以及在感到疲勞時盡快適度休息，這些細節都有助於預防疼痛發生。

支撐頭部重量的正確站姿

打造不疼痛的身體

支撐頭部的正確站姿

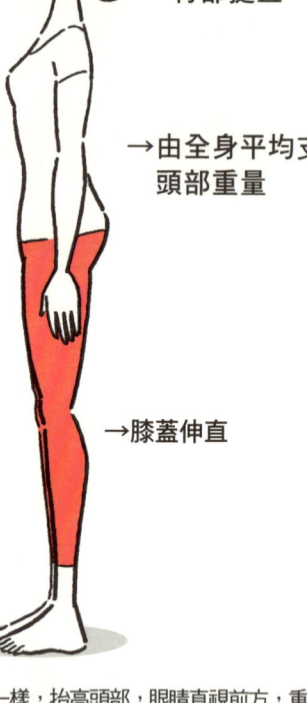

→頭部位置高，背部挺直

→由全身平均支撐頭部重量

→膝蓋伸直

像量身高一樣，抬高頭部，眼睛直視前方，重心自然往上移，關節承受的負擔隨之減少。

對身體來說，放鬆不用力的狀態其實一點都不輕鬆

放鬆站立聽起來好像很輕鬆，實際上並非如此。

身體愈放鬆不用力，頭部就愈容易向前突出，這樣反而會造成頸部、肩膀和腰部必須承受巨大的負擔。緊接著膝蓋也會自然彎曲，使彎曲的膝蓋同樣得承載身體重量。

到最後，與「輕鬆」完全背道而馳的「疼痛」便隨之發生。

12

肩・腰・膝不痛了！**圖解痠痛舒緩指南**

放鬆不用力的站姿

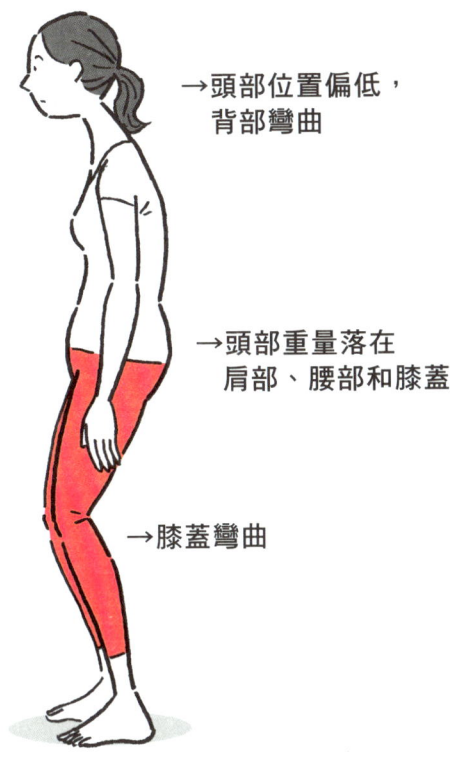

→頭部位置偏低，背部彎曲

→頭部重量落在肩部、腰部和膝蓋

→膝蓋彎曲

上半身愈是放鬆不用力，頭部的位置就會變得愈低，進而導致關節承受的負擔變大。

無論是坐著或走路，任何時候都一樣

這種情況並非只針對站立，無論是坐著或走路，任何時候都無法擺脫沉重頭部所帶來的負擔。

疼痛部位和疼痛程度因人而異，這是因為包含姿勢在內，每個人在日常動作中支撐頭部的方式都不盡相同。

如果感覺身體僵硬或疼痛，請嘗試改變支撐頭部的方式，像是調整下巴角度、挺直背脊等。

只要在日常生活中稍微多留意並做出改變，應該就能明顯感受到如釋重負的輕鬆。

13

緩解疼痛的動作規則

只要掌握這些先備知識，任何時候都能安心無虞！

規則 1　感覺疲勞時，伸展、搖晃

肌肉疲勞時容易變得僵硬，而一旦血液循環變差，就會誘發疼痛。透過「伸展」和「搖晃」促進血液循環，有助於在轉為疼痛之前，有效消除「疲勞」。

例　開車等紅燈時→左右搖晃腰部。

規則 2　產生疼痛之前改變姿勢

長時間維持相同姿勢或動作，容易造成某些部位因承受負擔而產生僵硬和疼痛症狀。關鍵在於，當感覺到疲勞時，能適時轉換成讓身體放鬆的動作或姿勢。

例　挺直背脊的坐姿→托腮輔助支撐頭部　放鬆不用力→活用椅背並把椅子坐滿。

肩・腰・膝不痛了！ 圖解疼痛舒緩指南

規則 3
感覺疼痛時，抬高頭部位置

感覺身體僵硬或疼痛時，試著立刻抬高頭部位置。頭部重量往上移動，有助於減輕身體所承受的負擔。

例
走路時感到膝蓋疼痛→嘗試抬高頭部位置，讓上半身輔助支撐重量。（減輕對膝蓋的負擔）

規則 5
縮小腹，讓軀幹支撐重量

有意識地縮小腹部，自然會轉為使用軀幹支撐頭部。至於那些非得前傾頭部才能完成的動作，只要透過腹部出力，就能進一步保護關節。

例
平常無意識地彎腰洗臉→刻意先縮小腹，再開始洗臉。

規則 4
尋找舒服的重心位置

身體強烈疼痛的部位，往往就是負擔頭部重量的地方。嘗試將重心前後左右移動，找出最不會感到疼痛的重心位置。

例
右側腰部疼痛→將重心擺在左腳上站立→感覺疲勞時，重新將重心移動至舒服的位置。

規則 6
增加支撐點

為了支撐沉重的頭部，只要多增加一些身體的支點，就能有效減輕負擔。具體來說，例如用手撐著、使用枴杖、讓腹部貼著桌子等。

例
穿鞋時彎腰半蹲→讓臀部貼著牆壁再穿鞋。

頸・肩痛的原因和對策

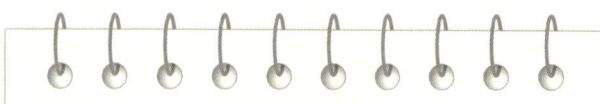

辦公久坐族要特別注意

【主要原因】
工作中長時間將手臂向前伸出。
舉例）長時間進行文書作業、使用手機等。

【症狀】
頸・肩～背部僵硬或疼痛、
眼睛疲勞、頭痛、噁心。

【特徵】
促進血液循環順暢，有助於改善症狀。

【建議對策】
增加支撐點 →詳見P60
伸展 →詳見P67
抬高頭部位置 →詳見P93

坐著時只要稍加意識就會有所不同！

長時間向前伸出手臂工作的人，容易出現肩膀僵硬的問題。當手臂向前伸出時，頭部往往也會不自覺地跟著向前傾斜。這未必是駝背姿勢，而且多數情況下，姿勢並不算太糟，因此難以及時察覺姿勢與肩膀僵硬之間的關聯。所以坐著的時候，只要特別留意正確支撐頭部，就能明顯改善肩膀僵硬的問題。

肩關節的構造很複雜

肩關節由上臂骨、肩胛骨、鎖骨三塊骨骼構成，並由周圍的肌肉和韌帶輔助支撐。其構造比其他關節來得複雜且不穩定，雖然可以進

肩・腰・膝不痛了！**圖解疼痛舒緩指南**

餐桌椅的坐姿

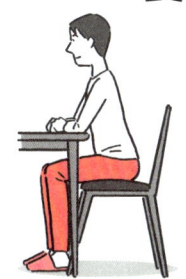

- 椅背多為木頭等較硬材質，建議不要將身體重量靠在椅背上。
- 手臂置於餐桌上，以支撐上半身。
- 比起伸展背脊，更像是維持筆直的感覺。
- 無論是淺坐或坐滿椅子，只要覺得舒服的坐法就可以。

沙發的坐姿

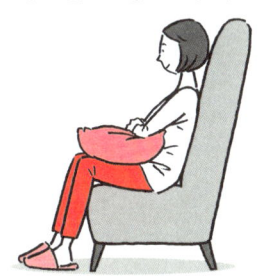

- 在大腿上放一個軟墊，讓手臂靠在軟墊上，以輔助支撐頭部。
- 根據沙發的形狀，也可以將雙腳放在沙發上。
- 最好選擇椅背較高、能支撐頭部的沙發。

辦公椅的坐姿

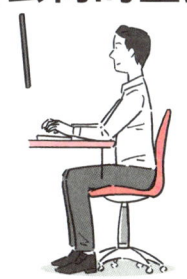

- 體重落在腳底，雙腳輔助支撐頭部。可偶爾將身體大幅度向前或向後傾倒。
- 電腦螢幕最好位於正前方，或稍微高一點的位置。
- 夾緊腋下，讓手臂靠近身體。

頸部僵硬、肩周炎、五十肩？

行大幅度活動，但只要動作稍有不正確，就很容易出現僵硬現象。

部分肩膀僵硬的問題源自頸部。盡量不要讓頸部長時間維持在同一個角度；感到僵硬時，應立即嘗試將下巴前伸或內收，將頸部調整至最輕鬆的角度。由於肩頸相連，這樣的調整對預防肩膀僵硬也非常有幫助。

肩周炎、五十肩的症狀並不會持續一輩子，所以請不要灰心。「即便疼痛也應該努力活動一下」雖然有此一說，但我認為，只要在不會造成過度疼痛的範圍內，稍微進行一些放鬆肌肉、幫助減輕頸部、肩膀與背部負擔的動作即可。

17

腰痛 的原因和對策

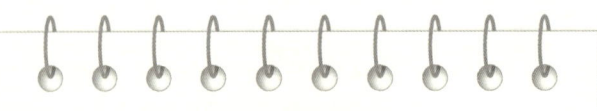

長時間維持姿勢導致僵硬是危險警訊

【主要原因】
長時間固定同樣姿勢，
持續處在腰部承受負擔的環境與動作。
舉例）不符合身體高度的椅子、
廚房工作檯、看護工作等。

【症狀】
嚴重疲勞感、鈍痛感、
強烈銳利的刺痛感等。

【特徵】
疼痛部位或疼痛方式可能會有所改變。

【建議對策】
增加支撐點→ 詳見P40
腹部用力支撐→ 詳見P79
搖晃→ 詳見P116

改善腰部問題，頸・肩痛和膝痛自然逐漸緩解

腰是人體的重要關鍵部位，這個說法一點也不誇張。證據就是，一旦腰部劇烈疼痛，將會嚴重影響日常生活。

就算疼痛情況沒那麼嚴重，一旦腰部難以順利出力，也會連帶影響頭部支撐，引發肩頸僵硬、增加膝蓋的負擔。

即便腰痛緩解後，平時容易感到腰部疲勞的人，更要特別留意。

彎腰動作很危險

造成腰痛最常見的原因，就是我所稱的「圓腰」狀態，也就是頭部向前傾、伴隨彎腰的姿勢與動

18

肩・腰・膝不痛了！ **圖解痠痛舒緩指南**

⭕ 以結果來說，不會產生疼痛的舒服坐姿

❌ 看似舒服卻容易誘發疼痛的坐姿

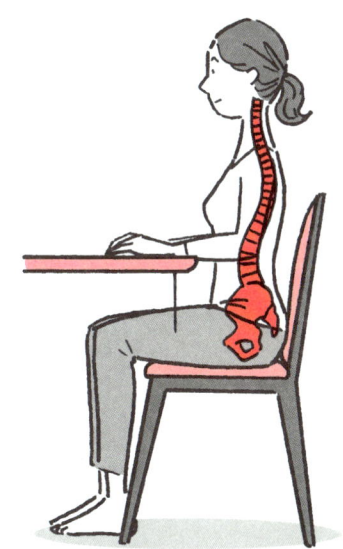

骨盆處於直立狀態，自然能夠輕鬆地將頭部支撐在較高的位置。

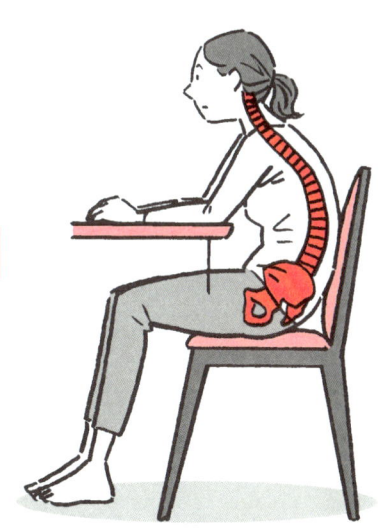

骨盆向後傾斜，導致背部彎曲，對身體背部造成負擔。不過，若是為了避免長時間維持相同姿勢，偶爾還是可以作為放鬆身體的中場休息動作。

作。閃到腰的情況，多半也是因為「圓腰」所導致。

相反地，腰部向後反折的「折腰」姿勢與動作，同樣會引起腰部疲勞與疼痛。即便沒有明顯的「折腰」自覺，但若僅僅做出挺胸動作就會腰痛，很可能就是處於折腰的狀態。

持續累積讓身體輕鬆的日常動作

感覺腰痛時，常常會不知不覺連膝蓋也開始疼痛，這種症狀位置轉移的情況並不罕見。

最重要的是要經常傾聽身體的聲音，持續累積那些不會引起疼痛、能讓身體感到舒適的動作。

膝蓋痛 的原因和對策

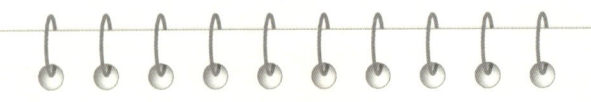

上半身肌力衰退是導火線

【主要原因】
上半身肌力衰退，
導致膝蓋承受過多負擔。
舉例）常見於40歲以後，尤其是高齡者。

【症狀】
站立、上下階梯、
長時間行走時，膝蓋會感到疼痛。

【特徵】
出現刺痛感，
或膝蓋無力、使不上力的情況。

【建議對策】
增加支撐點→詳見P80
膝蓋踢伸運動→詳見P100
抖腳→詳見P101

走路時不僅靠雙腳力量，還要使用上半身力量

保護膝蓋時，其實還需要仰賴支撐頭部的上半身力量。能否妥善運用上半身力量，將大幅影響走路時膝蓋所承受的重量。

舉例來說，當我們伸手拿取高處的物品時，必須同時使用背部與腹部肌肉，才能充分伸展上半身。不過回想日常生活，幾乎沒有高舉雙手的動作，因此上半身的力量就這樣在不知不覺中逐漸衰退。最可怕的是，上半身肌力的衰退，還可能增加未來「跌倒」的風險。

當頭部與腰部低垂時，走路就難以大步向前邁進，且身體容易搖晃。因為害怕跌倒，前腳會急於著地，導致步幅變小、腳部肌力衰

肩・腰・膝不痛了！圖解痠痛舒緩指南

⭕ 上半身支撐頭部，避免重心落在膝蓋上

❌ 上半身沒有用力，負擔集中落在膝蓋上

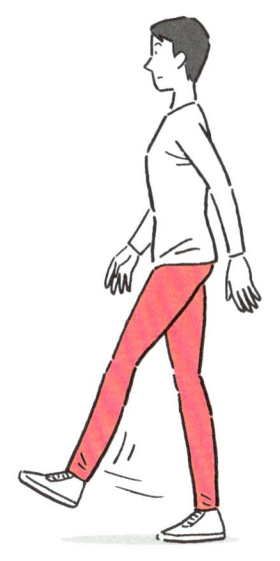

頭部位置較高，上半身挺直伸展，腰部位置也隨之提高。當重心較高時，上半身與腰部便能幫忙分擔支撐體重，進而減輕膝蓋的負擔。

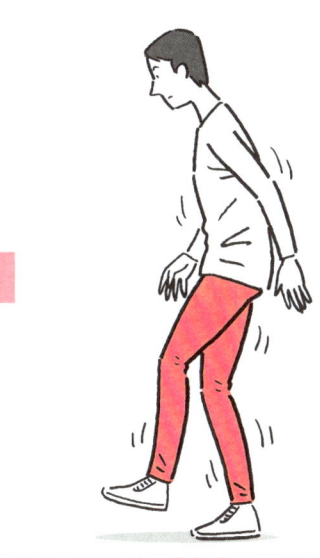

由於頭部低垂、背部彎曲，導致腰部也跟著下沉。重心過低，使體重集中在膝蓋上。

降低跌倒風險

一旦變成拖行的走路姿勢，即使是微小的高低落差，也容易因為絆到而摔倒。所以，日常生活中的各種動作，都必須有意識地善用上半身，才能減輕膝蓋的負擔。

如果什麼都不做，上半身的力量就會逐漸衰退，因此隨時留意日常生活中的動作非常重要。

退。常見於老人的「膝蓋彎曲小碎步」便是這樣演變而來的。

劇痛對策SOS好物

別忍耐，能活用的東西盡量拿來使用！

毛巾

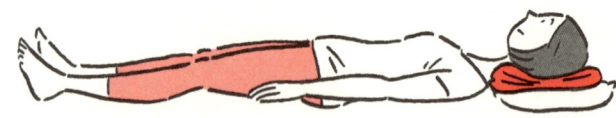

早上起床時容易感到肩頸僵硬的人，建議在頸部後方與枕頭之間的空隙放一條毛巾，或使用毛巾調整枕頭高度。若有腰痛或膝蓋痛的情況，則建議將折疊好的毛巾放在腰部下方或腳踝下方。

雨傘、除塵拖把

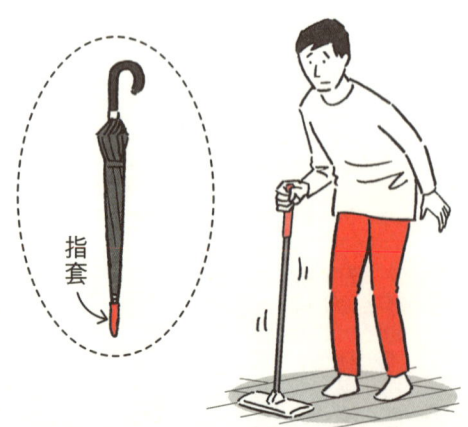

在家走路或站起身時若容易感到疼痛或不適，建議可使用雨傘或除塵拖把代替枴杖。但請特別留意，若將體重過度施加在這些工具上，可能會發生打滑或斷裂的情況。建議在傘尾套上兩層S尺寸的指套，即可預防打滑，也有助於避免損傷室內地板。

肩・腰・膝不痛了！**圖解疼痛舒緩指南**

腰痛用護腰束腹帶

穿戴護腰束腹帶以固定患部，有助於大幅減輕疼痛。當腰痛影響日常生活，或需要從事讓腰部承受負擔的工作時，建議使用護腰束腹帶。但長期依賴它，可能會導致軀幹肌力衰退，讓腰痛更容易復發，因此請在必要時使用即可。

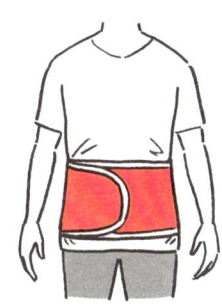

後背包

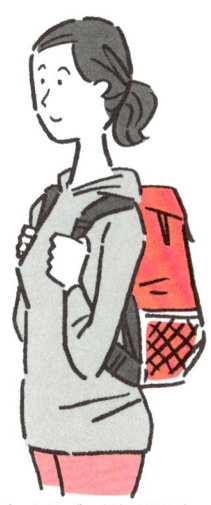

手提行李時若感到強烈腰痛，建議改用附輪子的行李袋。使用後背包則因重心較穩定，身體也會相對輕鬆一些。訣竅在於讓後背包盡量貼近身體，並背得高一些。

枴杖

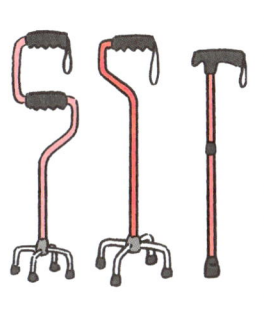

有人可能會覺得「不想使用枴杖，看起來很顯老態」，但出現腰痛症狀時，建議大家不要太在意，該用時就要使用。搭配枴杖的同時，也要多留意一些能善待腰部的動作，久而久之，或許就不再需要枴杖了。

＼STOP！／
拖鞋、襪子

在榻榻米或木質地板上走路時，拖鞋和襪子往往比想像中更容易打滑，因此不推薦使用。滑動的襪子會讓腳趾無法施力，進而使腳步不穩，也增加了腰部負擔。光是不穿拖鞋或襪子，就能對緩解腰部與膝蓋疼痛帶來很大幫助。

水陸兩用鞋、防滑襪

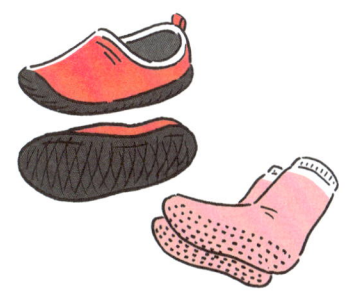

照顧小孩或看護長輩時，免不了會有許多容易造成身體負擔的動作。建議此時不要穿一般室內拖鞋，而是使用鞋底具防滑設計的橡膠製水陸兩用鞋。底部有防滑設計的襪子也是不錯的選擇。

如果你的身體是魚肉香腸!?

實際感受一下頭部重量

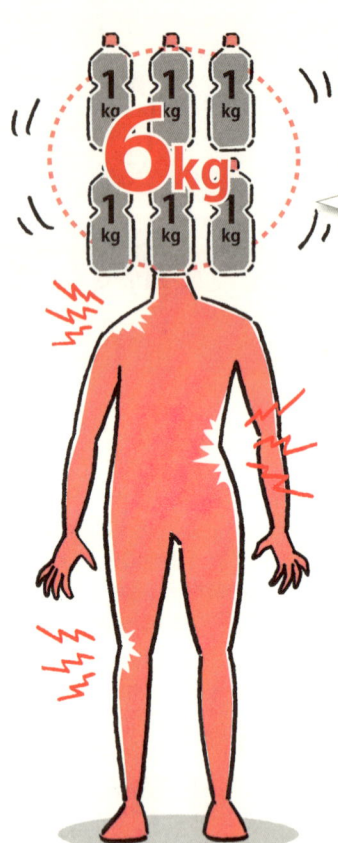

頭部重達6kg！過度承受負擔的部位，正發出痛苦的哀鳴聲！

活用全身保持平衡，身體不疲也不痛

接下來我們要了解，頭部重量究竟如何造成身體負擔。大家或許會想：「為什麼要以魚肉香腸作為比喻？」因為這樣的比喻最容易理解，所以還請大家配合，一起發揮想像力。

人類頭部約重6kg，其實相當沉重。如果能活用全身維持平衡，讓全身一起支撐頭部，自然就不會讓某個部位承受全部負擔，也就不容易產生疼痛。

肩・腰・膝不痛了！圖解疼痛舒緩指南

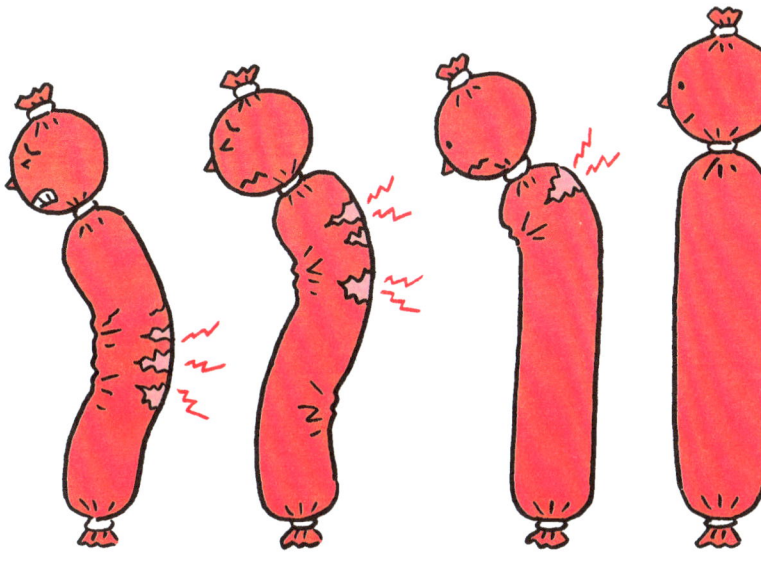

那麼，頭部向前突出的情況呢？真正的人類不會因頭部下垂而導致身體斷裂，但若換成魚肉香腸，可能就會因無法承受物理性負荷，而發生「頭部向前突出→身體某處斷裂」的狀況。

只要減輕負擔，疼痛自然消失

幸好人體不像魚肉香腸那麼脆弱，但還是請想一想，再怎麼強韌的鐵絲，若長期承受過大負擔，總有一天也會斷裂。

為了避免這種情況，在疲勞出現前，請試著調整頭部支撐，並隨時留意日常動作，讓身體更輕鬆，減少負擔。

肩・腰・膝不痛了！
圖解痠痛舒緩指南

Contents

沒想到這些事情竟會導致肩・腰・膝蓋疼痛!?
犯人就潛伏在我們身邊……2

前言
一起來消除身體上的疼痛吧！……8
只要正確支撐頭部，立刻向所有疼痛說再見！
疼痛症狀有9成源自「頭部」……10
打造不疼痛的身體
支撐頭部重量的正確站姿……12
只要掌握這些先備知識，任何時候都能安心無虞！
緩解疼痛的動作規則……14

辦公久坐族要特別注意
頸・肩痛的原因和對策……16
長時間維持姿勢導致僵硬是危險警訊
腰痛的原因和對策……18
上半身肌力衰退是導火線
膝蓋痛的原因和對策……20
別忍耐，能活用的東西盡量拿來使用！
劇痛對策SOS好物……22
實際感受一下頭部重量
如果你的身體是魚肉香腸!?……24
本書動作的選用方式・執行方式……32

第1章 消除疼痛的早晨日常動作

1 ── 洗臉
只要用全身支撐頭部，稍微彎腰洗臉也沒有問題……34

2 ── 刷牙
充分活用牆壁來支撐頭部……36

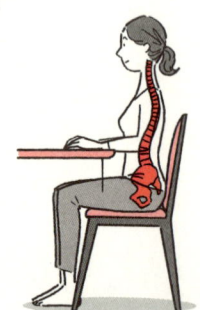

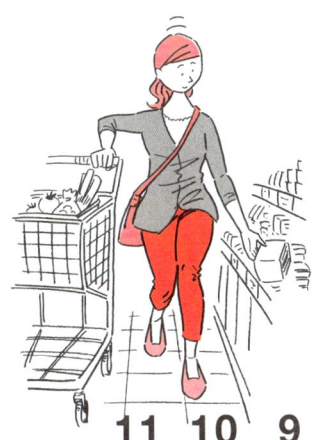

第2章 消除疼痛的家事日常動作

3 更衣
躺著換衣服，更快更輕鬆……38

4 穿鞋
靠著門把或牆壁，無須彎腰就能穿鞋……40

5 上菜與收拾
只需要單手撐在桌上，既安心又安全……44

6 拿取冰箱食材
腰痛時，用雙腿肌肉加以輔助……46

7 洗碗
將全身重量都交給廚房流理台……48

8 撿拾掉落物
用腳趾撿東西並非偷懶，而是合情合理……50

9 打掃
一邊向上伸展，一邊輕鬆打掃……52

10 熨燙衣物
背部靠著牆燙衣服，輕鬆到令人驚訝……54

11 採買
向側邊伸手拿取物品……56

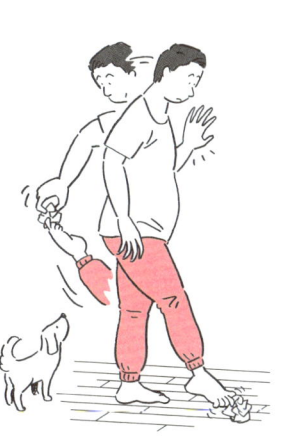

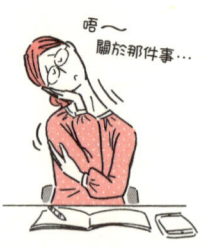

第3章 消除疼痛的辦公日常動作

12 坐著辦公
用桌椅夾住身體，穩定頭部……60

13 提振精神
促進血液循環，減少疲勞累積……62

14 搬重物
將臀部靠牆，讓牆壁分擔身體重量……64

15 出席會議
以手臂作為支撐桿來支撐身體……66

16 居家辦公
長時間操作電腦也不會感到疲累……68

17 鞠躬行禮
以手勢展現禮儀……70

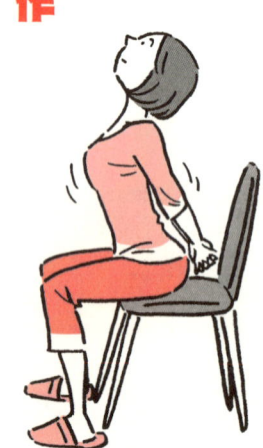

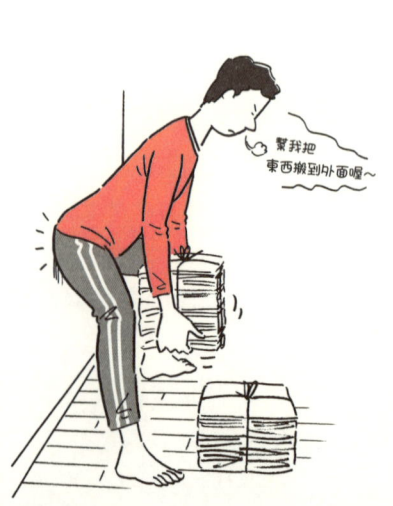

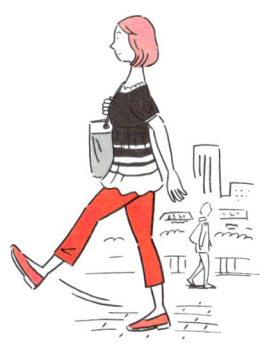

第4章 消除疼痛的移動日常動作

18 居家移動
情況緊急時,用雙手力量匍匐前進……74

19 外出時的站姿
雨傘是第3隻腳,輔助分擔身體重量……76

20 戶外移動
踢腿步伐甩開膝蓋疼痛……78

21 上下階梯
使用雙手全力撐住階梯扶手……80

22 騎乘腳踏車
膝蓋不好的人更需要腳踏車這個好幫手……82

23 開車
等待紅燈時,利用汽車頭枕伸展肩膀……84

24 搭乘捷運
不引人注意的復健動作……86

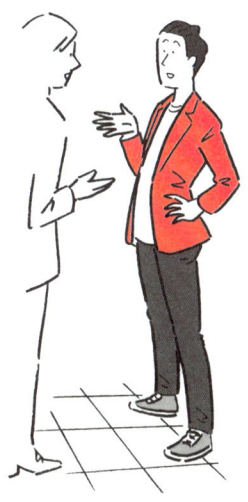

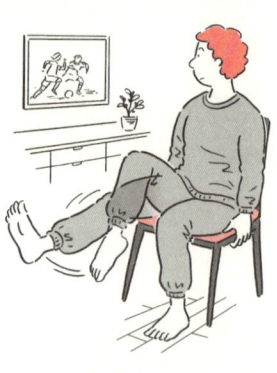

第 5 章 消除疼痛的放鬆時光日常動作

25 站著使用手機
身體側邊靠牆，姿勢更顯自然……90

26 坐著使用手機
善用椅背、手腳等一起支撐身體……92

27 躺著使用手機
利用床邊與重力消除頸部疲勞……94

28 上廁所
推壓牆壁作為支撐的同時站立與坐下……96

29 躺臥看電視
躺臥在床也別忘記支撐頭部……98

30 坐著看電視
小小的踢腿動作打造行走一輩子的雙腳……100

第 6 章 消除疼痛的睡覺、起身日常動作

31 側睡
疼痛側的腰部朝上，有助於減輕疼痛……104

32 仰睡
彎曲並立起膝蓋以增加支撐點……106

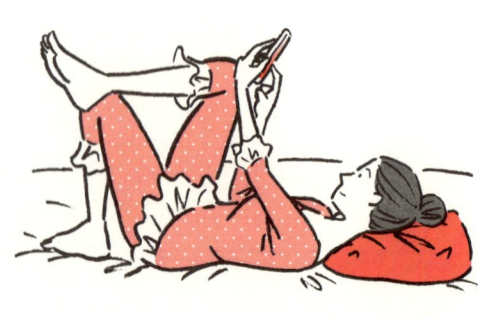

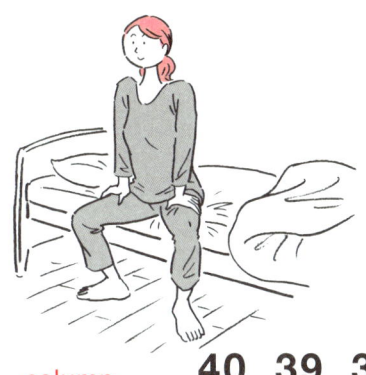

33	34	35	36	37	38	39	40	column
趴睡	**調整骨盆**	**調整尾椎**	**夾緊臀部**	**搖晃腰部**	**翻身**	**從床上起身**	**站起來**	
青蛙腿姿勢幫助輕鬆入睡⋯⋯108	將立起來的雙側膝蓋放鬆地向左右側傾倒⋯⋯110	注意左右側差異，消除腰部僵硬⋯⋯112	夾緊臀部，消除腰部疼痛⋯⋯114	為了避免身體僵硬，時不時搖晃一下腰部⋯⋯116	用手支撐腰部和臀部，輕鬆移動身體⋯⋯118	像伏地挺身一樣夾緊腋下並撐起身體⋯⋯120	彎曲立起單側膝蓋，將手撐在膝蓋上支撐身體⋯⋯122	睡覺時也暗藏危機！對「頭部重量」多用點心⋯⋯42 推薦腰痛時操作「拍打臀部」動作⋯⋯72 日常動作是最佳運動療法⋯⋯102 依疼痛程度分類 反向索引⋯⋯125

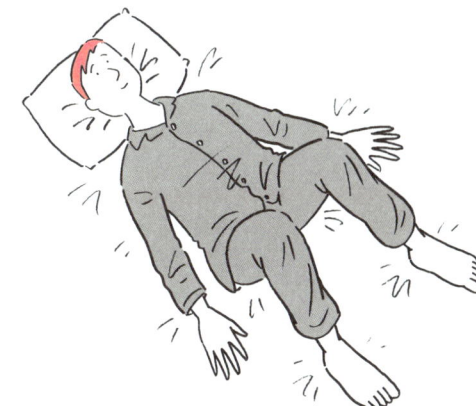

本書動作的選用方式・執行方式

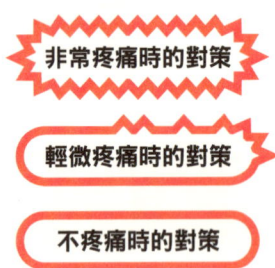

- 本書收錄的動作依照「頸・肩」、「腰部」、「膝蓋」的疼痛部位分為三大類。
- 對應部位以紅色標示。

　　　　非常疼痛時的對策

　　　　輕微疼痛時的對策

　　　　不疼痛時的對策

- 本書根據疼痛程度提出建議動作，但這些建議並非絕對，您可以自行選擇那些不太會引起疼痛、或是感覺較為舒適的動作。
- 這些動作沒有固定的操作時間與次數限制。若感覺不舒服，可以暫停操作；反之，若感覺輕鬆愉快，則建議積極執行。
- 書中列舉的是一天之中最容易誘發疼痛或僵硬的情境。請優先針對自己最容易感到疼痛的情況開始嘗試。

注意事項
- 請**不要進行任何會引起不適或加劇疼痛的動作**。
- 操作環境、體型與疼痛程度因人而異，未完全依照書中指示操作也沒有關係。重點在於「動作時不會感覺疼痛」，而不是與書中的動作完全一致。
- 如果在安靜休養或操作本書動作之後，疼痛仍無改善，可能是由內科疾病引起，建議盡快就醫診療。

第 1 章

消除疼痛的
早晨
日常動作

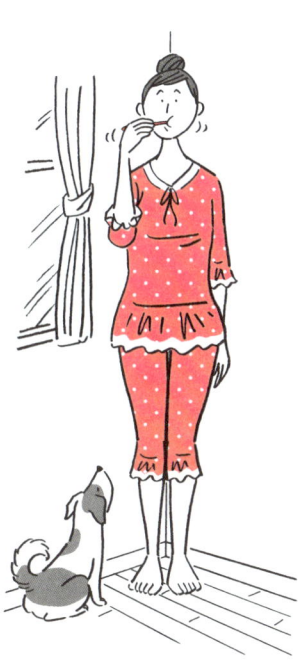

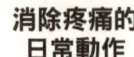

消除疼痛的日常動作

1 洗臉

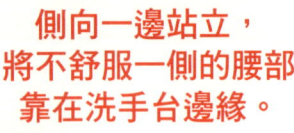

側向一邊站立，將不舒服一側的腰部靠在洗手台邊緣。

將腹部、腰部與大腿壓向洗手台。

用單側或雙側手肘穩穩支撐身體，再開始洗臉。

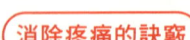

只要用全身支撐頭部，稍微彎腰洗臉也沒有問題

想像全身體重壓在洗手台上

腰部劇烈疼痛時，請嘗試在不費力的範圍內，讓身體靠近洗手台，並將身體重量施加在洗手台上。訣竅是讓手肘貼住洗手台，穩穩支撐頭部。

由於每人體型和洗手台形狀不同，適合的洗臉姿勢也會有所差異。比起完全照著插圖操作，更重要的是採取不會引起疼痛的姿勢。

34

第1章 消除疼痛的早晨日常動作

> 消除疼痛的訣竅

改在廚房流理台洗臉

一般住家的洗手台高度普遍偏低，容易造成腰部和膝蓋的負擔；而廚房流理台高度略高，相對來說對腰部較為友善。有些女性甚至改到廚房流理台洗臉後，慢性腰痛逐漸獲得改善。

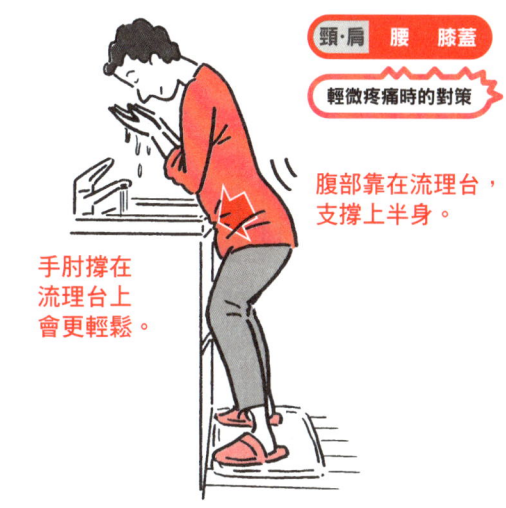

頸‧肩　腰　膝蓋
輕微疼痛時的對策

腹部靠在流理台，支撐上半身。

手肘撐在流理台上會更輕鬆。

> 消除疼痛的訣竅

透過洗臉動作打造強健的下半身

若感到吃力，千萬不要勉強。可改為伸直膝蓋以降低動作強度。與其進行幅度大的下蹲動作，更重要的是從頭到尾都要持續收緊小腹。

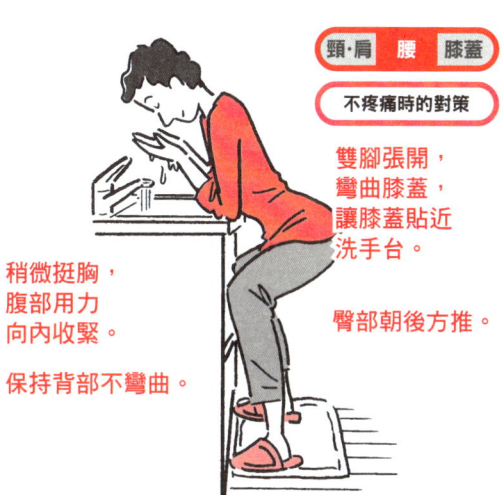

頸‧肩　腰　膝蓋
不疼痛時的對策

雙腳張開，彎曲膝蓋，讓膝蓋貼近洗手台。

稍微挺胸，腹部用力向內收緊。

保持背部不彎曲。

臀部朝後方推。

真的無法進行洗臉動作時，改用熱毛巾擦拭臉部

洗臉動作容易誘發腰痛復發。若感到非常不適，可改用微波爐加熱的熱毛巾擦拭臉部，取代一般洗臉方式。

尤其在剛閃到腰的當天，與其勉強維持日常習慣，更應優先保護腰部，別再增加負擔。

當疼痛非常劇烈時，最重要的是安靜休養，絕對不要勉強身體做出任何動作。

| 頸・肩　腰　膝蓋 |

非常疼痛時的對策

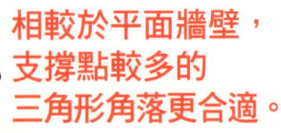
2 刷牙

相較於平面牆壁，支撐點較多的三角形角落更合適。

夾緊腋下。

讓頭部、
背部、臀部
靠近並貼在牆壁上。

雙腳稍微
離開牆面，
找一個舒適的
位置站好。

消除疼痛的訣竅

充分活用牆壁來支撐頭部

連站著都覺得不舒服的時候！

站在洗手台邊的三角形角落處刷牙，比起背部直接平貼牆壁，會更容易支撐身體，也能讓身體感覺更輕鬆。

若家中沒有適合的角落空間，可嘗試將臀部靠在洗手台，再用沒有拿牙刷的那隻手扶著洗手台邊的牆面來支撐身體。記得隨時注意不要低下頭。

36

第1章 消除疼痛的早晨日常動作

> **消除疼痛的訣竅**

頭部緊貼牆壁

若筆直站立會感到疼痛,請嘗試將腳跟稍微離開牆面。至於臀部是否貼牆,請依個人情況決定,重點是以「感覺舒適的姿勢」為優先考量。

頸・肩　腰　膝蓋
輕微疼痛時的對策

盡量讓頭部貼在牆上。

利用牆壁作為支撐,筆直站著刷牙。

> **消除疼痛的訣竅**

改善駝背與小腹微凸!

只要養成這個刷牙時的站姿習慣,姿勢將會逐漸改善,也有助於讓小腹變得更平坦。當感覺疲勞時,立刻採取這個站姿,有助於緩解疲勞;精神狀況良好時,則建議更加用力收緊小腹。

頸・肩　腰　膝蓋
不疼痛時的對策

頭部、肩膀後側、腳跟貼在牆上。

沒有拿牙刷的那隻手,手肘用力頂住牆面,腹部向內收緊。

※左右手輪流操作

腳跟一旦離開牆面,效果就會大打折扣。

有效善用刷牙時間

我平時也都這麼做。能夠有效利用刷牙這段時間來打造良好姿勢,非常推薦給那些平時無法持續運動的人。

與其特地安排運動時間,不如善用刷牙動作,更容易養成持之以恆的習慣。請依照自己的步調,在刷牙時讓身體貼住牆壁。

這個動作雖然看起來不起眼,但對於打造「沒有腰痛、肩膀僵硬、膝蓋疼痛」的健康體魄,絕對有幫助。

頸・肩 腰 膝蓋

非常疼痛時的對策

消除疼痛的日常動作

3

更衣

仰臥並彎曲膝蓋後再更換衣物。

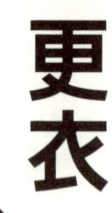

換衣服時若需要翻身，建議先坐起身再更衣會比較輕鬆。

穿褲子等下半身衣物時，請從疼痛側的腳開始。

躺著換衣服，更快更輕鬆

消除疼痛的訣竅

穿襪子變輕鬆，無須感到膽顫心驚

坐著或站著換衣服時，頭部重量會增加腰部負擔。尤其是穿襪子或褲子時，建議躺在床上會更輕鬆。

如果仰臥感到不適，也可以改為側臥，並讓疼痛的那一側朝向天花板。就寢前將隔天要更換的衣物放在枕頭邊，也是一個重要的準備動作。

38

第1章 消除疼痛的早晨日常動作

> 消除疼痛的訣竅

善用牆壁支撐，換衣服更流暢

無論是否將頭部或臀部緊貼牆面，只要在單腳站立時感到疼痛，建議改為坐在椅子上更換衣物。

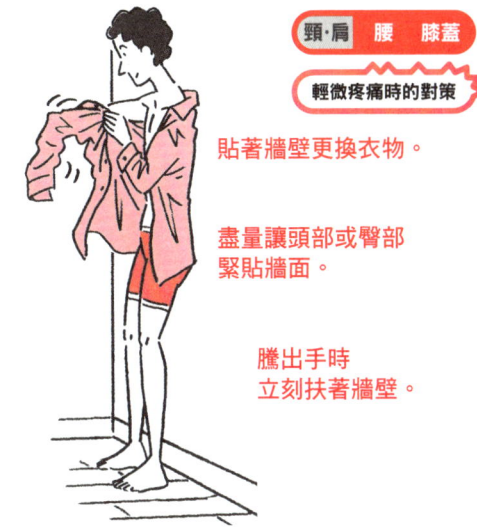

頸・肩　腰　膝蓋
輕微疼痛時的對策

- 貼著牆壁更換衣物。
- 盡量讓頭部或臀部緊貼牆面。
- 騰出手時立刻扶著牆壁。

> 消除疼痛的訣竅

使用有椅背的椅子

穿襪子或褲子等容易導致重心不穩的情況下，與其坐在床上，更建議改坐在椅子上。若椅子本身沒有椅背，則可將椅子靠牆擺放，利用牆面代替椅背作為支撐點。

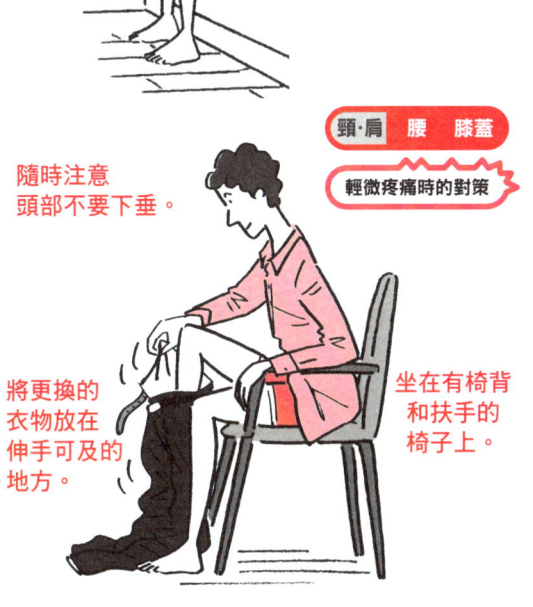

頸・肩　腰　膝蓋
輕微疼痛時的對策

- 隨時注意頭部不要下垂。
- 將更換的衣物放在伸手可及的地方。
- 坐在有椅背和扶手的椅子上。

選擇具有伸縮彈性的衣物

我以前也曾經因為腰痛，光是換條褲子就折騰老半天，還沒出門就已經累得半死。衣服是否有彈性，對一天的開始其實會產生不小的影響。腰痛時建議穿著具有伸縮彈性的衣物。

不舒服的動作會大量消耗精力與體力。為了盡早緩解疼痛，請根據自己的腰部與膝蓋狀況，選擇最合適的更衣方式。

39

頸・肩　腰　膝蓋

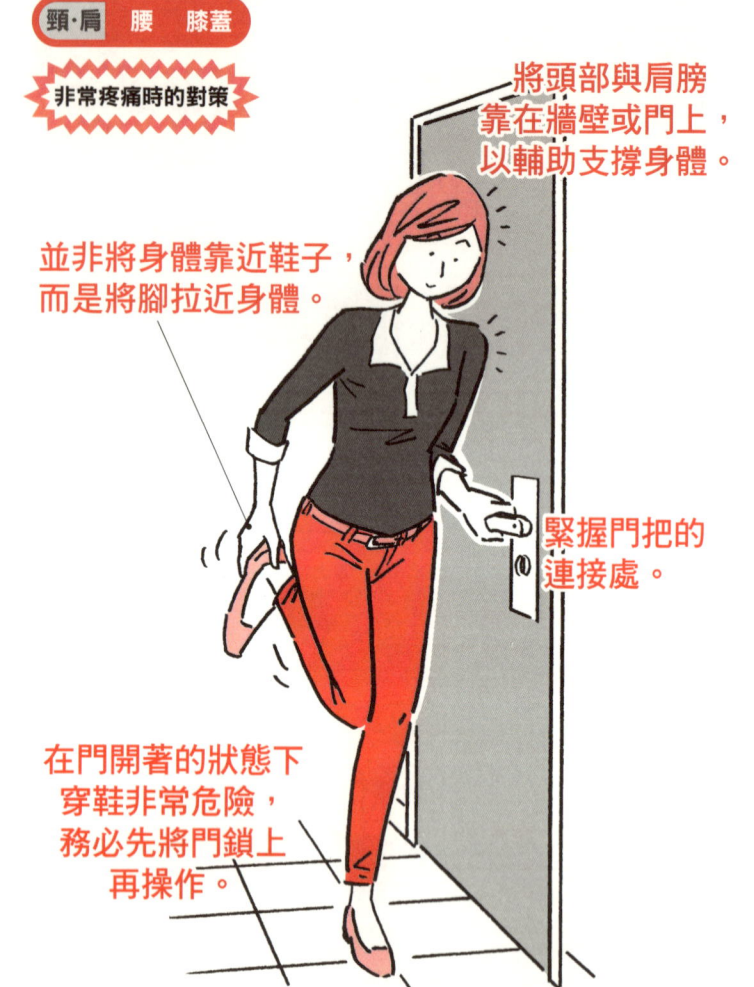

非常疼痛時的對策

消除疼痛的日常動作

4
穿鞋

將頭部與肩膀靠在牆壁或門上，以輔助支撐身體。

並非將身體靠近鞋子，而是將腳拉近身體。

緊握門把的連接處。

在門開著的狀態下穿鞋非常危險，務必先將門鎖上再操作。

消除疼痛的訣竅

靠著門把或牆壁，無須彎腰就能穿鞋

像抓住救命繩索緊握門把

當腰或膝蓋狀況不佳時，若硬要蹲下穿鞋，可能會導致無法順利站起來，這一點務必要特別留意！

在沒有可抓握支撐物的情況下蹲下身，其實非常危險。

我曾經在溜狗時，因為蹲下撿拾狗糞便而無法起身，最後只能請求路過的陌生人幫忙扶我起來。

40

第1章 消除疼痛的早晨日常動作

消除疼痛的訣竅

穿鞋動作對腰部與膝蓋造成莫大負擔

像穿鞋這類容易造成身體負擔的動作，千萬不要忘了保護好腰部和膝蓋。

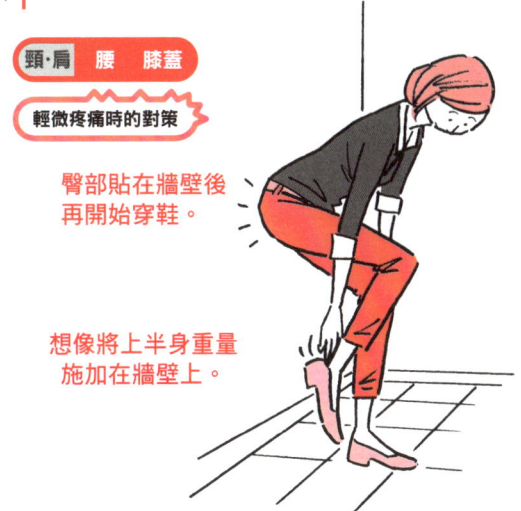

頸·肩　腰　膝蓋

輕微疼痛時的對策

臀部貼在牆壁後再開始穿鞋。

想像將上半身重量施加在牆壁上。

消除疼痛的訣竅

不經意的扶手動作就能保護腰和膝蓋

即使在不疼痛的情況下，我穿鞋時也一定會用手扶牆或靠牆。這個動作對預防腰痛或膝痛非常有效。

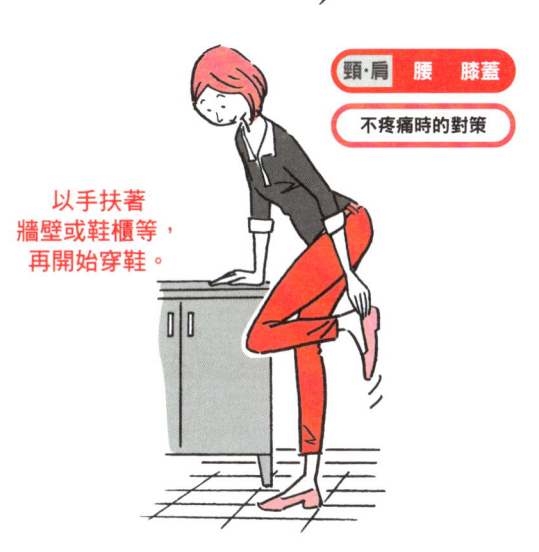

頸·肩　腰　膝蓋

不疼痛時的對策

以手扶著牆壁或鞋櫃等，再開始穿鞋。

長柄鞋拔很實用

針對容易腰痛或膝痛的人，建議準備一支長柄鞋拔。不僅穿鞋時較為輕鬆，還可以用來把鞋子拉近自己，這樣就不需要蹲下就能穿鞋。在百元商店裡就能買到長柄鞋拔，建議大家務必準備一支！

針對高齡者，也建議考慮改善穿鞋環境，例如加裝安全扶手，或擺放一把椅子。

column

睡覺時也暗藏危機！
對「頭部重量」多用點心

「換了枕頭就睡不著」、「總是睡不好」，相信不少人都有這種經驗。

照理說，躺下來應該能大幅改善肩膀、腰部、膝蓋的不適，但若枕頭不合適，反而會加重頸部負擔。

細長的脖子必須支撐重達6kg左右的頭部，因此不合適的枕頭可能讓人難以好好入睡。

雖然枕頭的用途是支撐頭部，但其實最根本的目的是為了減輕頸部的負擔。

睡醒時容易感覺頸肩僵硬的人，建議嘗試調整頭部放在枕頭上的位置，向前一點或向後一點，或者使用毛巾調整枕頭高度，必要時甚至可以考慮不使用枕頭，嘗試比較各種方式，找出最適合自己的方法。

只要在睡覺時覺得「頸部很輕鬆」，那就是最理想的枕頭使用方式。

如此一來，睡眠期間也能確實發揮支撐頭頸的功用。

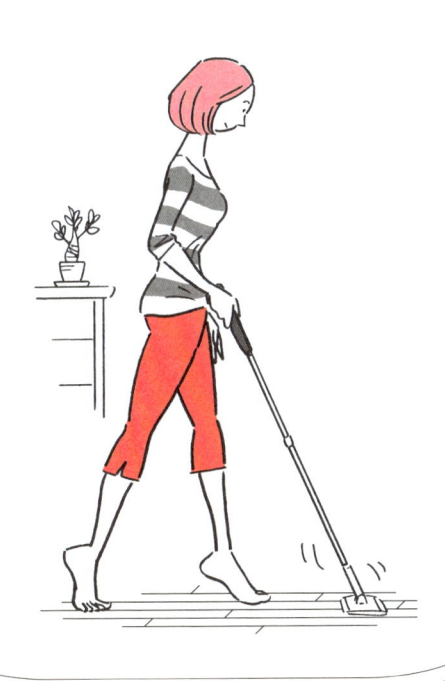

第 **2** 章

消除疼痛的
家事
日常動作

頸・肩　腰　膝蓋

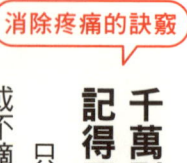

輕微疼痛時的對策

身體向前傾斜時，單手撐在桌上，幫忙支撐身體。

盡可能用力向內收緊小腹。

消除疼痛的日常動作

5 上菜與收拾

只需要單手撐在桌上，既安心又安全

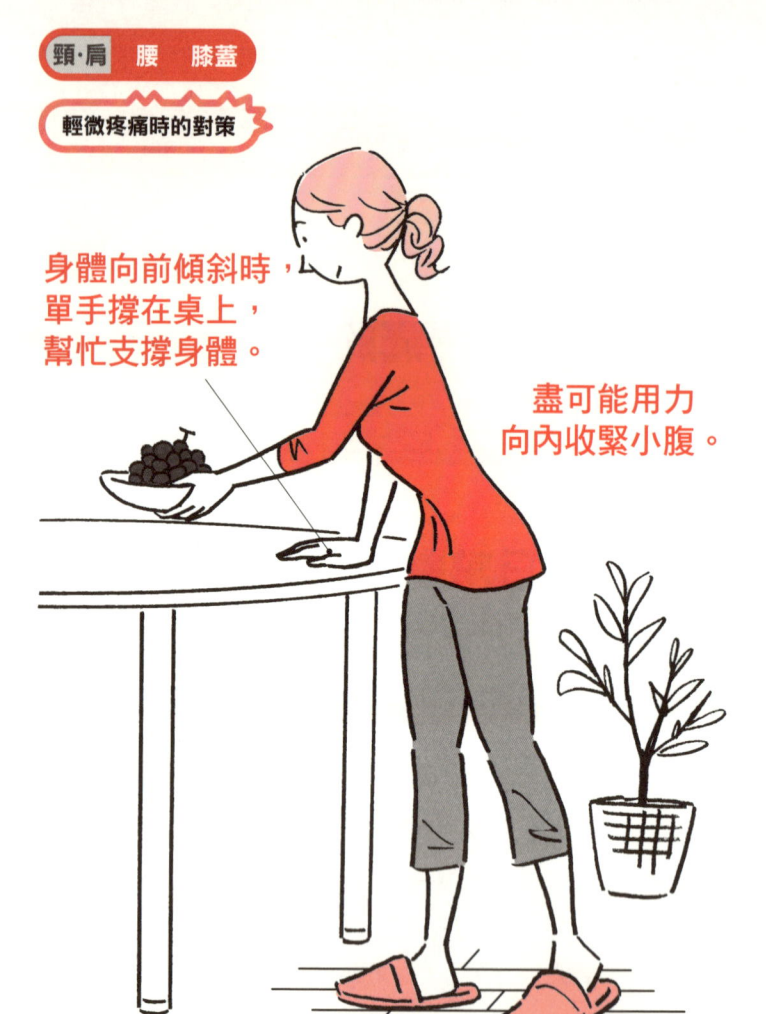

消除疼痛的訣竅

千萬別大意，記得用手輔助

只要稍微感到疼痛或不適，操作需要前傾的動作時，務必用手輔助支撐。

想要克服疼痛，需要仰賴這些看似不起眼的日常動作持續累積。

增加支撐點，是延長關節壽命的基本方法。無論做什麼事都切忌草率，只要用心對待，身體自然也能用得更久。

44

第 2 章 | 消除疼痛的家事日常動作

> 消除疼痛的訣竅

身體靠在餐桌上

腰部劇烈疼痛時，即便只是輕微前傾，頭部重量也會對腰部造成莫大負荷，因此應該往垂直方向慢慢微蹲，同時務必用手和腹部靠在餐桌上支撐身體。

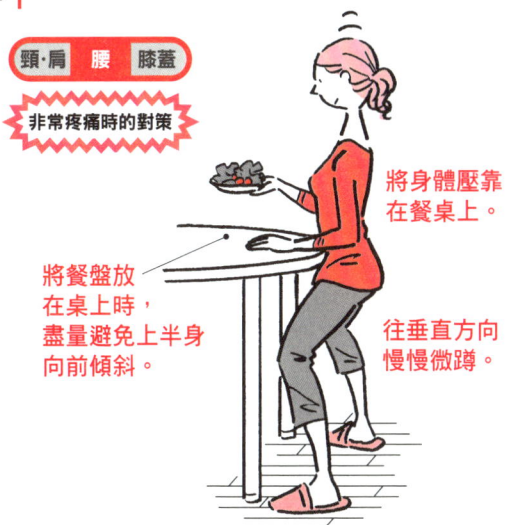

頸・肩　腰　膝蓋

非常疼痛時的對策

- 將身體壓靠在餐桌上。
- 將餐盤放在桌上時，盡量避免上半身向前傾斜。
- 往垂直方向慢慢微蹲。

> 消除疼痛的訣竅

腹部承受負擔，預防腰痛發生！

愈是用力收緊腹部，愈能強化肌肉，進而保護腰部和膝蓋。但若感覺膝蓋有些疼痛，請盡量避免單腳站立。

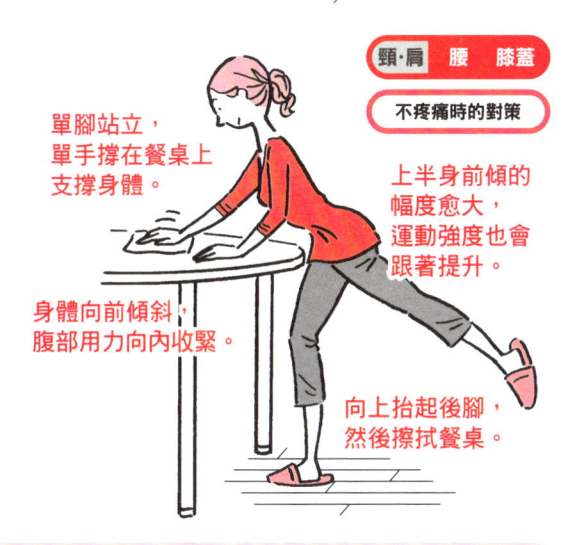

頸・肩　腰　膝蓋

不疼痛時的對策

- 單腳站立，單手撐在餐桌上支撐身體。
- 上半身前傾的幅度愈大，運動強度也會跟著提升。
- 身體向前傾斜，腹部用力向內收緊。
- 向上抬起後腳，然後擦拭餐桌。

比起和室房間，西式房間更友善

使用暖桌等矮桌時，無論是擺放或收拾東西，都容易對腰部造成負擔，這樣的動作其實比想像中還要危險。

長年受腰痛困擾的人中，仍有不少人習慣在和室用餐或睡覺，但相比需頻繁半蹲的和室生活，西式房間的生活方式對腰與膝蓋的負擔明顯更少。請不要因長期腰痛就放棄改善，重新檢視並調整生活模式也很重要。

| 頸·肩 | 腰 | 膝蓋 |

非常疼痛時的對策

消除疼痛的日常動作

6 拿取冰箱食材

伸手拿取東西。

保持身體不向前傾倒。

另一隻手扶在身邊的固定物。

腰部筆直，並緩慢地向下沉降。

消除疼痛的訣竅

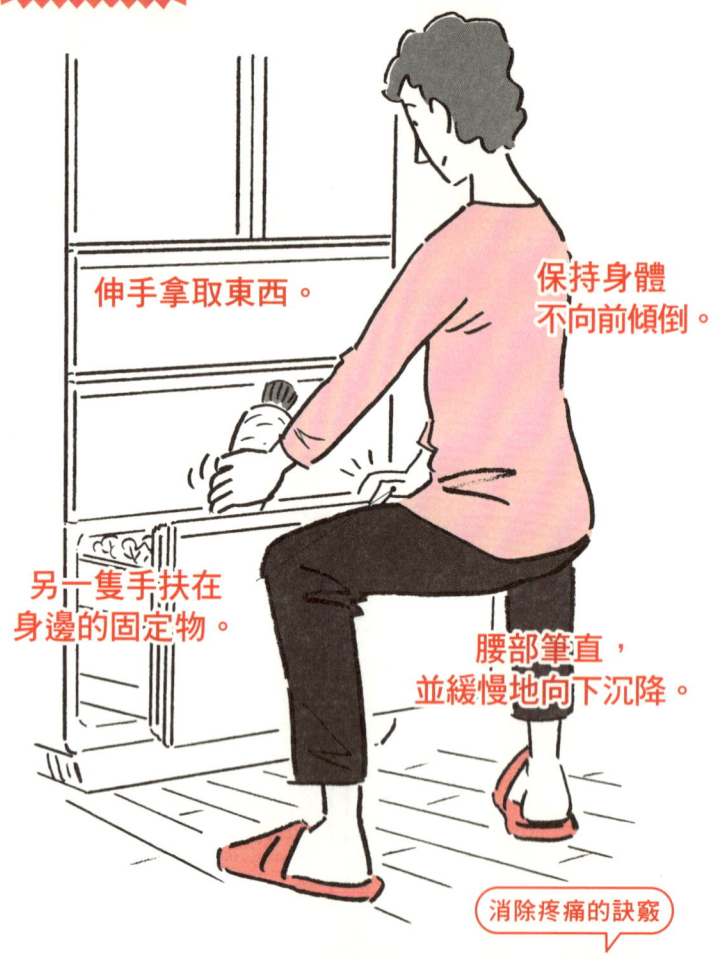

腰痛時，用雙腿肌肉加以輔助

「用手支撐」「用臀部靠著」

因疼痛無法彎腰時，應由雙腳來支撐頭部的重量，而非由腰部承擔，可採用垂直下蹲的方式來拿取或收納冰箱中的食材。

此外，也可以將臀部靠在牆壁或流理台上，以幫助支撐身體。

若因劇烈疼痛無法拿取物品，暫時放棄也是明智之舉。可待疼痛稍緩後再處理。

46

第2章 消除疼痛的家事日常動作

消除疼痛的訣竅

頸·肩 腰 膝蓋

輕微疼痛時的對策

盡量靠近餐櫃等家具

站立時將雙手向前伸展的動作，容易因上半身前傾而引發腰痛。只要稍微感覺到腰部疲累，就務必以手支撐，避免誘發腰痛。

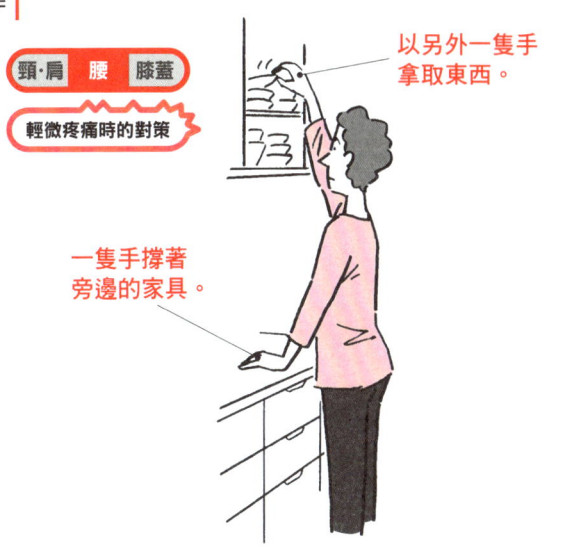

以另外一隻手拿取東西。

一隻手撐著旁邊的家具。

務必注意這種動作！ **風險特大！**

最需要特別注意的，是彎腰微蹲時拿取東西的動作。

此動作會使頭部、上半身及物品的重量，全數集中加諸在腰部上。

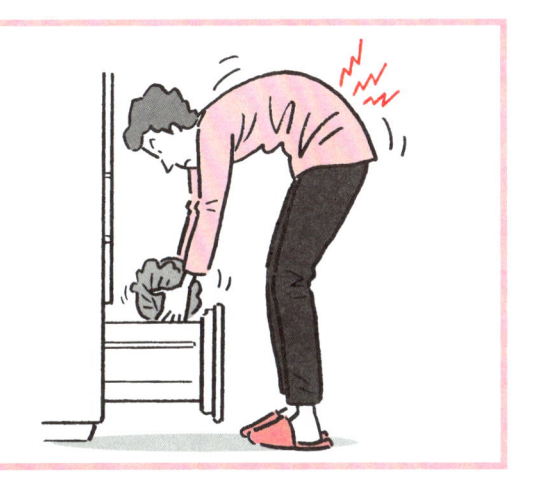

腰部不擅長應付被向前拉扯的動作

用手拿取或抬起物體的動作，無論物體重量是輕是重，都要特別小心注意！

請試著回想學生時代的「背肌力」測驗──如果是彎著腰進行，肯定會對完全使不上力感到驚訝吧。而在舉重時，也絕對不能彎腰駝背。

腰部擅長的是向後反折的動作，對於被向前拉扯的動作根本無法應付。

47

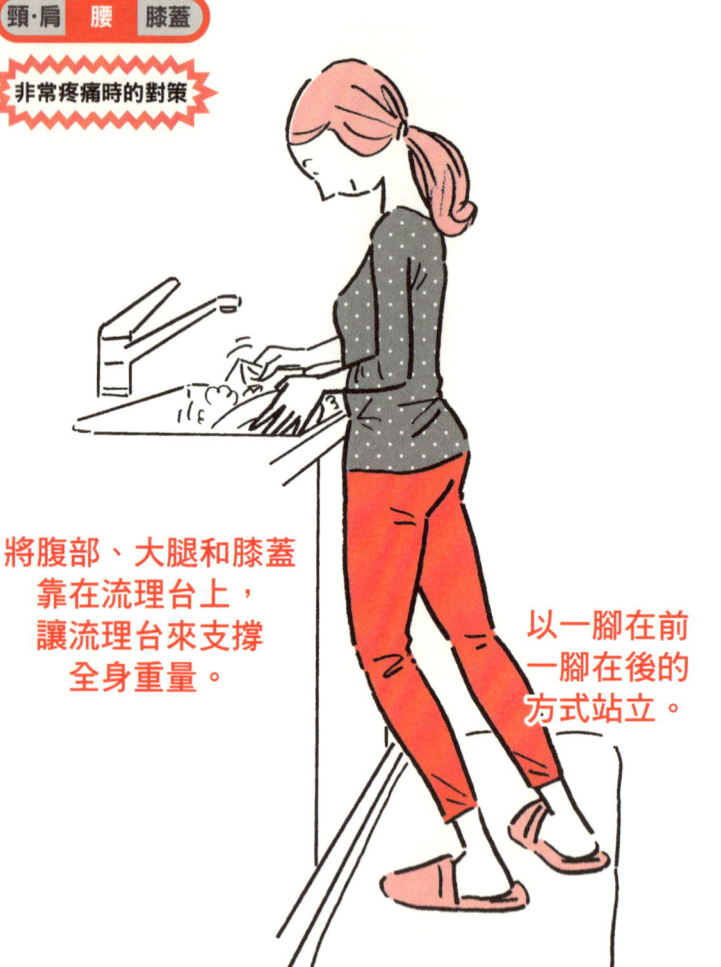

| 頸・肩 | 腰 | 膝蓋 |

非常疼痛時的對策

消除疼痛的
日常動作
7

洗碗

將腹部、大腿和膝蓋靠在流理台上，讓流理台來支撐全身重量。

以一腳在前一腳在後的方式站立。

將全身重量都交給廚房流理台

消除疼痛的訣竅

活用重心轉移的技巧

配合廚房流理台高度與身高操作時，不必勉強讓腹部、大腿、膝蓋貼在流理台上。

若需長時間站立，請在感到疲勞前，輪流更換貼在流理台上的腳。偶爾用雙手撐住流理台，抬起身體伸展腰部，會感覺舒服些。

總之，盡量靠近流理台，以舒適的姿勢將全身重量交給流理台。

第2章 消除疼痛的家事日常動作

> 消除疼痛的訣竅

無痛站姿的基本關鍵在於分散體重

雖然只是將腹部壓靠在流理台上,但比起一般站姿,能明顯感受到身體更輕鬆。可依情況調整壓靠的力量,並儘量保持頭部不低下,只需視線向下即可。

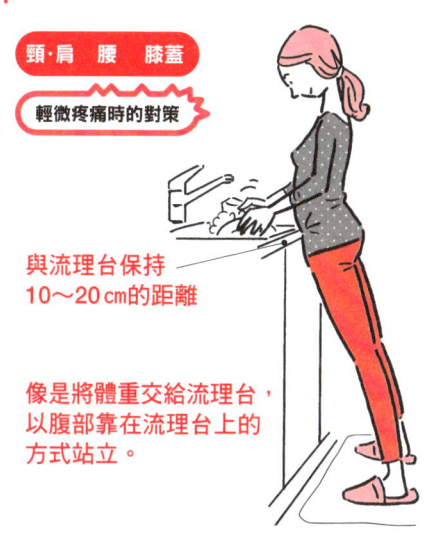

頸・肩　腰　膝蓋
輕微疼痛時的對策

與流理台保持10〜20cm的距離

像是將體重交給流理台,以腹部靠在流理台上的方式站立。

> 消除疼痛的訣竅

對膝蓋和腰部友善的深蹲動作

將大腿靠在流理台上以支撐身體,進行洗碗等家務時的深蹲動作,其實對膝關節較為友善。習慣後可在能力所及範圍內,逐漸加大深蹲幅度。

頸・肩　腰　膝蓋
不疼痛時的對策

背部挺直。

將大腿靠在流理台並微蹲。

盡量向內收緊小腹。

雙腳大幅度張開,寬於肩膀。

因為疼痛而不動,反而造成惡性循環

持續溫和地對下半身施加負荷的深蹲動作,值得推薦給走路時會出現腰痛或膝痛的人。若因疼痛而完全不敢活動,反而容易使關節變得不靈活,導致肌力衰退,進而陷入一連串惡性循環。

雖然絕不可勉強忍痛活動,但若能在不引起疼痛的範圍內適度活動並施加負荷,對改善疼痛將有不錯的效果。

49

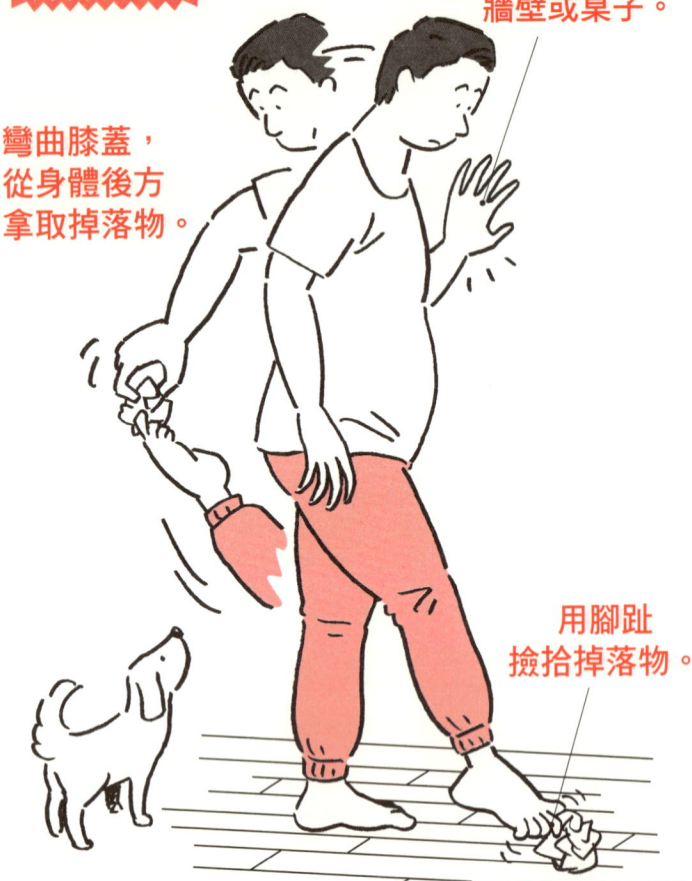

| 頸・肩 | 腰 | 膝蓋 |

非常疼痛時的對策

消除疼痛的日常動作

8 撿拾掉落物

用手撐著牆壁或桌子。

彎曲膝蓋，從身體後方拿取掉落物。

用腳趾撿拾掉落物。

用腳趾撿東西並非偷懶，而是合情合理

比起講究禮儀，更重視實際利益！

用腳趾撿東西不僅輕鬆省力，對腳趾也是一種良好的刺激，是非常值得推薦的動作之一。當你感覺腰部疲勞時，請嘗試這個方法。

此外，也可以利用雨傘輔助勾取物品，或先用掃帚將掉落物集中，再一次撿起。這樣不僅能避免頻繁彎腰，也更能有效保護腰部。

> 消除疼痛的訣竅

50

第2章 消除疼痛的家事日常動作

消除疼痛的訣竅

向後抬起腳，減輕腰和膝蓋的負擔

職業高爾夫球員通常會以球桿像拄拐杖般支撐身體，然後抬起一隻腳向後，再彎身撿球。這個動作對腰和膝蓋的負擔較小，非常建議大家嘗試操作。

頸‧肩　**腰**　**膝蓋**

不疼痛時的對策

- 另外一隻腳往後上方抬起。
- 將手撐在前腳膝蓋上，再開始撿拾掉落物。
- 不痛側的腳踩在地板上。

消除疼痛的訣竅

用腳而不是用腰的撿拾方法

利用腳部肌力，以蹲下姿勢撿拾掉落物。

若身邊有可支撐的家具，比起把手撐在大腿上，撐在家具上會更加輕鬆且安全。

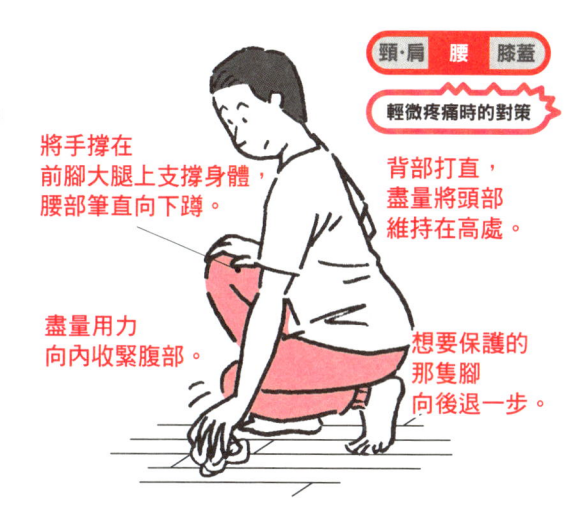

頸‧肩　**腰**　**膝蓋**

輕微疼痛時的對策

- 將手撐在前腳大腿上支撐身體，腰部筆直向下蹲。
- 背部打直，盡量將頭部維持在高處。
- 盡量用力向內收緊腹部。
- 想要保護的那隻腳向後退一步。

盡一切方法用心且全力保護腰部！

腰部疲勞時，若再不經意彎腰撿東西，很可能因此閃到腰，這一點請務必留意。預防只需一瞬，治療卻得吃盡苦頭。

腰部不適時，盡量避免頭部前突是基本原則。撿拾掉落物時，為了保護腰部，必須讓上半身像電線桿一樣筆直，在身體維持筆直狀態下慢慢往下蹲，這時候需要腳趾和大腿肌肉多用點力幫忙。

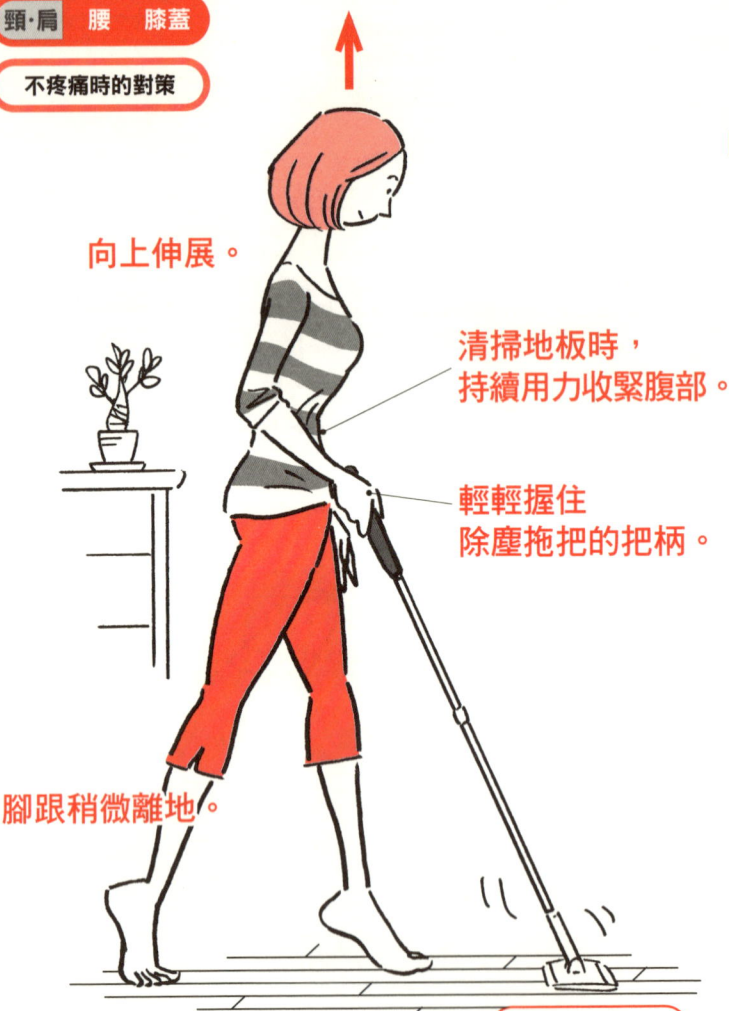

| 頸・肩 | 腰 | 膝蓋 |

不疼痛時的對策

消除疼痛的日常動作

9 打掃

向上伸展。

清掃地板時，持續用力收緊腹部。

輕輕握住除塵拖把的把柄。

腳跟稍微離地。

消除疼痛的訣竅

一邊向上伸展，一邊輕鬆打掃

利用打掃時間鍛鍊軀幹深層肌肉

無腰痛症狀時，建議積極進行此動作。

若以身體前傾姿勢打掃地板，無論如何都會造成腰部負擔。

所以，請嘗試保持身體向上伸展，並持續收緊腹部。

好比穿了保護腰部的束腹腰帶一樣，鍛鍊軀幹深層肌肉，打造保護腰部的肌力。

52

第2章 消除疼痛的家事日常動作

消除疼痛的訣竅

進行打掃時，想像自己是根電線桿

打掃時保持身體筆直、不前傾，想像自己是一根電線桿。手臂大幅向後拉，利用反作用力將吸頭往前推。在這個過程中，手臂不需要向前出力，自然就對腰部和膝蓋比較友善。

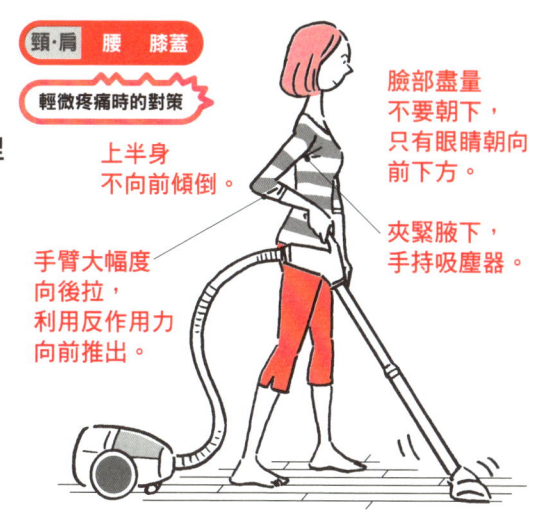

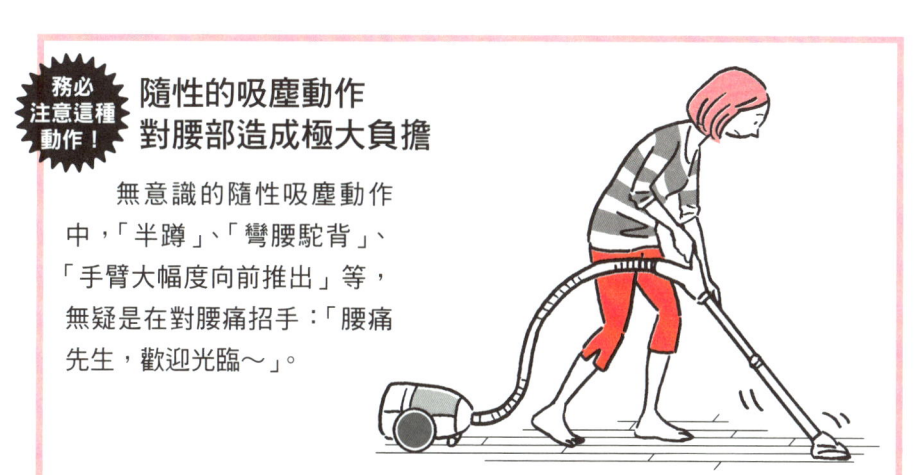

頸・肩 腰 膝蓋

輕微疼痛時的對策

- 上半身不向前傾倒。
- 手臂大幅度向後拉，利用反作用力向前推出。
- 臉部盡量不要朝下，只有眼睛朝向前下方。
- 夾緊腋下，手持吸塵器。

務必注意這種動作！

隨性的吸塵動作對腰部造成極大負擔

無意識的隨性吸塵動作中，「半蹲」、「彎腰駝背」、「手臂大幅度向前推出」等，無疑是在對腰痛招手：「腰痛先生，歡迎光臨～」。

犯人就近在咫尺

有腰痛困擾的人若被問到什麼時候最痛，多數人會立即回答：「吸完地板後。」一聽大家這麼說，我馬上就發現問題出在吸塵器的使用方法上。吸塵動作向來被視為非常理所當然的動作，所以大家往往沒有將其和腰痛聯想在一起。

任誰也沒料想到，那個從出生以來就一直是身體一部分的「頭」，竟然就是導致僵硬和疼痛的真兇。

| 頸・肩　腰　**膝蓋** |

輕微疼痛時的對策

背部靠在牆上熨燙衣物。

手臂靠在立起來的膝蓋上。

單側膝蓋貼地，單側膝蓋彎曲立起。

消除疼痛的訣竅

消除疼痛的日常動作

10 熨燙衣物

背部靠著牆熨衣服，輕鬆到令人驚訝

請避免坐在地上熨衣服

坐在地板上熨燙衣服，是一種會對身體造成極大負擔的動作。

若非得坐在地板上熨衣物，建議彎曲並立起單側膝蓋，同時將腰部與背部靠在牆上支撐上半身，以減輕對頸、肩、腰的負擔。

不過，這方法不適合膝蓋不適者。有膝關節問題者建議坐椅子上，或站著熨衣服。

54

第2章 消除疼痛的家事日常動作

> 消除疼痛的訣竅

沒有專業人士會坐著燙衣服

頸・肩　腰　膝蓋
輕微疼痛時的對策

如果使用的不是桌子，而是直立式燙衣板，由於其穩定性不足，建議不要將身體靠在上面。這種情況下，可以參考P54的姿勢，將背部和臀部貼靠在牆上。

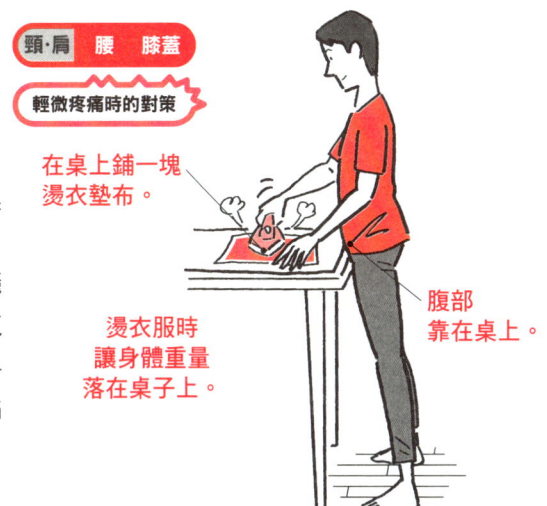

- 在桌上鋪一塊燙衣墊布。
- 燙衣服時讓身體重量落在桌子上。
- 腹部靠在桌上。

建議空檔時操作！

燙完衣服後，向後反折伸展腰部

平時若做太多前傾動作，稍微將身體往反方向伸展，其實會讓人感到非常舒適。只要利用一些空檔時間，就能輕鬆完成。建議多多嘗試這個讓身體感到愉快的動作。

- 花5秒的時間，在不會感到疼痛的範圍內慢慢伸展。
- 腰椎前凸造成腰痛的人不宜操作這個動作。

以不需要熨燙衣物為目標

熨燙衣服的關鍵在於分散腰部重量。洗衣店專業人士之所以站著燙衣，是為了能自由活動雙腳，避免造成腰部疲勞。

其實現在市面上有不少方便的工具，例如可直接掛在衣架上熨燙衣服的直立式蒸氣掛燙機，或是能消除皺摺的柔軟精。只要善加利用這些工具，就能減少燙衣服的次數，進而減輕身體負擔。

[頸·肩] [腰] [膝蓋]

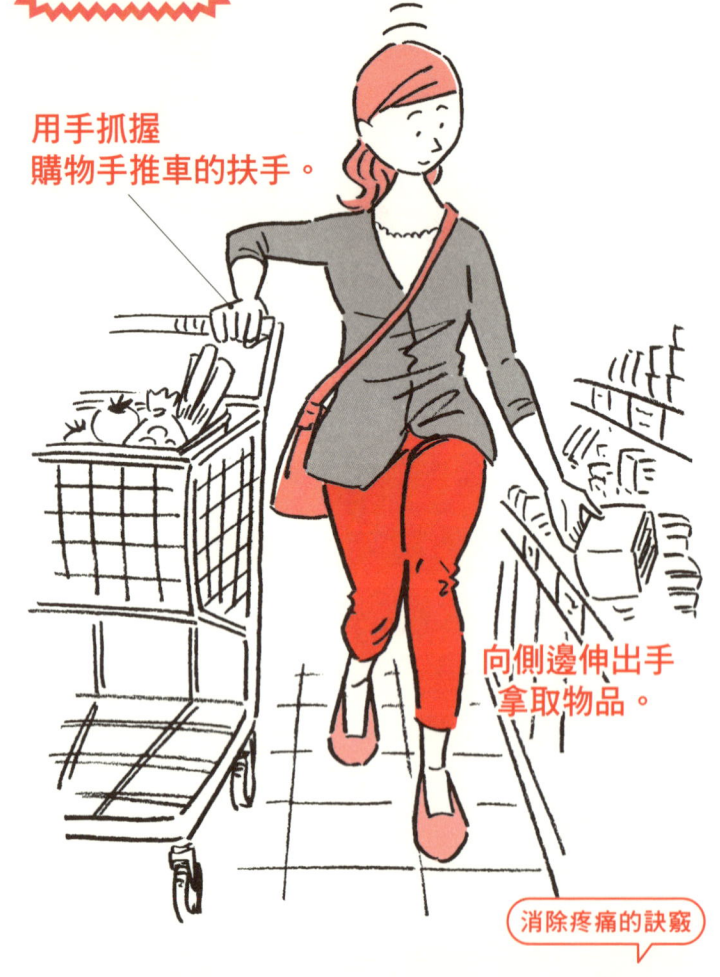

非常疼痛時的對策

消除疼痛的日常動作

11 採買

用手抓握購物手推車的扶手。

向側邊伸出手拿取物品。

向側邊伸手拿取物品

消除疼痛的訣竅

少量採買也要使用購物手推車

當手往身體前方伸出時，身體難免會向前傾，這一瞬間的動作容易讓疼痛惡化。

建議以購物手推車的扶手作為支撐，向側邊伸手拿取物品，這樣上半身就不需要前傾。若要從貨架低處拿物品，可維持側身伸手姿勢，雙腳前後錯開，讓上半身保持筆直後，再蹲下取出所需物品。

56

第2章 消除疼痛的家事日常動作

消除疼痛的訣竅

伸手拿取物品的瞬間就是最危險的時刻

將購物籃像靠枕般夾在身體與貨架之間，再伸手拿取物品，你會驚訝地發現腰部完全不會感到疼痛，甚至可以輕鬆地拿到高處的物品。

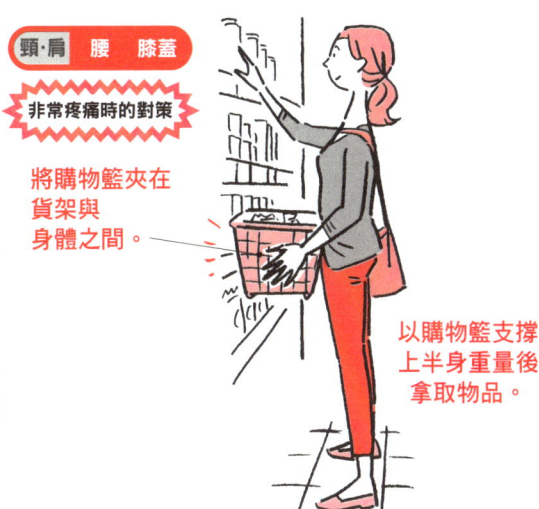

頸・肩　腰　膝蓋

非常疼痛時的對策

將購物籃夾在貨架與身體之間。

以購物籃支撐上半身重量後拿取物品。

消除疼痛的訣竅

超市是改善姿勢的健身房

為了不讓他人看見自己顯老的姿態，經常會遇見熟人的當地超市，瞬間就能變身為最適合打造良好姿勢的理想場所。但千萬別逞強，稍微感到疲勞時，只要能避免彎腰駝背就OK了。

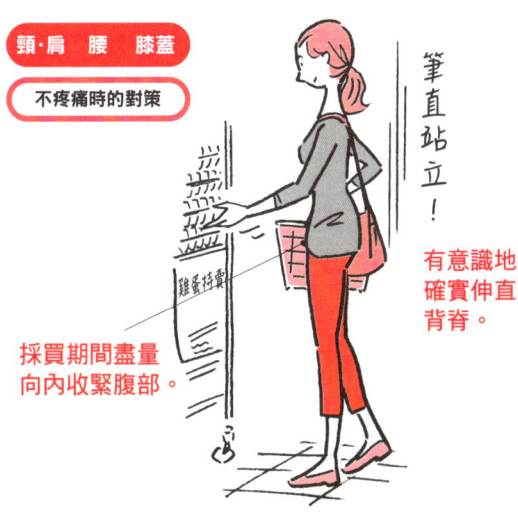

頸・肩　腰　膝蓋

不疼痛時的對策

筆直站立！

有意識地確實伸直背脊。

採買期間盡量向內收緊腹部。

挺直背脊，心情跟著變好

根據腦科學和心理學的研究發展，我們發現「人類的動作會影響精神狀態」。舉例來說，伸展挺直背脊會讓人變得正向積極，而彎腰駝背則讓人感到有氣無力，這些都已經過實證研究。

有意識地挺直伸展背脊，是非常值得積極實踐的動作。

（註）並非要分分秒秒都刻意維持伸展背脊的標準姿勢。

消除疼痛的訣竅

將採買物品視為身體的一部分緊貼在身邊

物品離身體愈遠，腰部就必須愈用力。提著物品時，也盡量不要讓手懸在身體前方，而是將手靠近側腰或臀部位置，藉由身體支撐來減輕負擔。

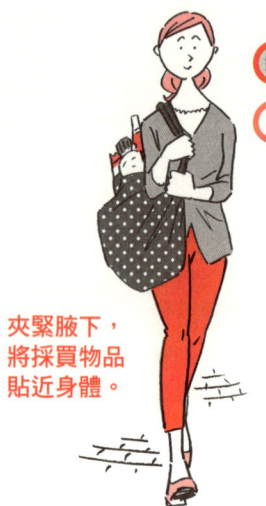

頸・肩　**腰**　膝蓋

輕微疼痛時的對策

夾緊腋下，將採買物品貼近身體。

消除疼痛的訣竅

抱著物品感到吃力時，以身體軸心來輔助支撐

當需要長時間拿著物品，或是反覆搬運時，建議將物品頂在頭上或肩上，會比抱在胸前輕鬆許多。

放下物品時，也要避免身體前傾，保持上半身筆直，蹲下後再放到地上。

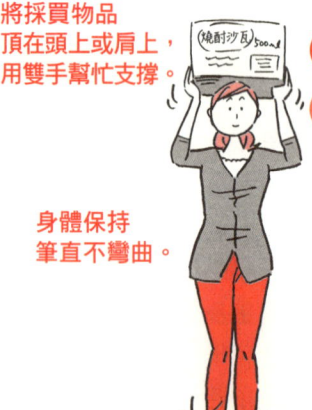

將採買物品頂在頭上或肩上，用雙手幫忙支撐。

頸・肩　腰　膝蓋

輕微疼痛時的對策

身體保持筆直不彎曲。

提物方式不正確，小心關節痛不欲生

盡量避免讓身體被往前拉的提物動作，以減輕採買時對關節的負擔，才不會賠了夫人又折兵。

建議使用附有四個輪子的菜籃車、背包或腰包。使用菜籃車時，記得讓它盡量靠近身體；使用背包或腰包時，務必調整背帶，使其緊密貼合身體。

58

第 **3** 章

消除疼痛的

辦公

日常動作

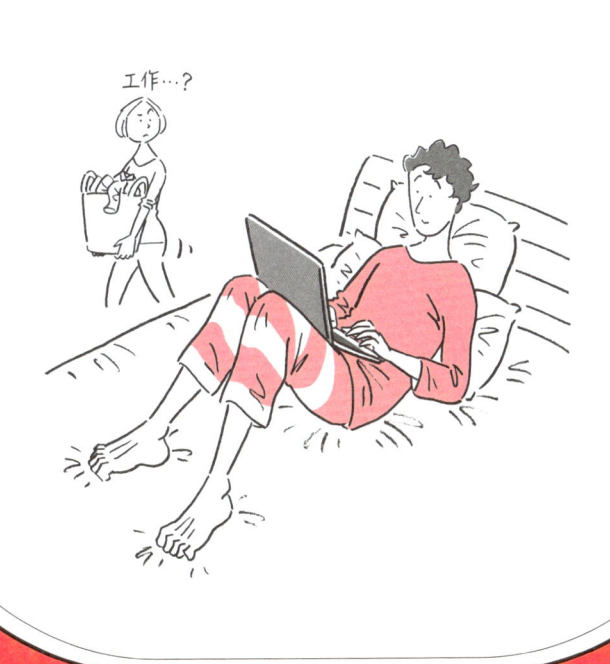

頸・肩　腰　**膝蓋**

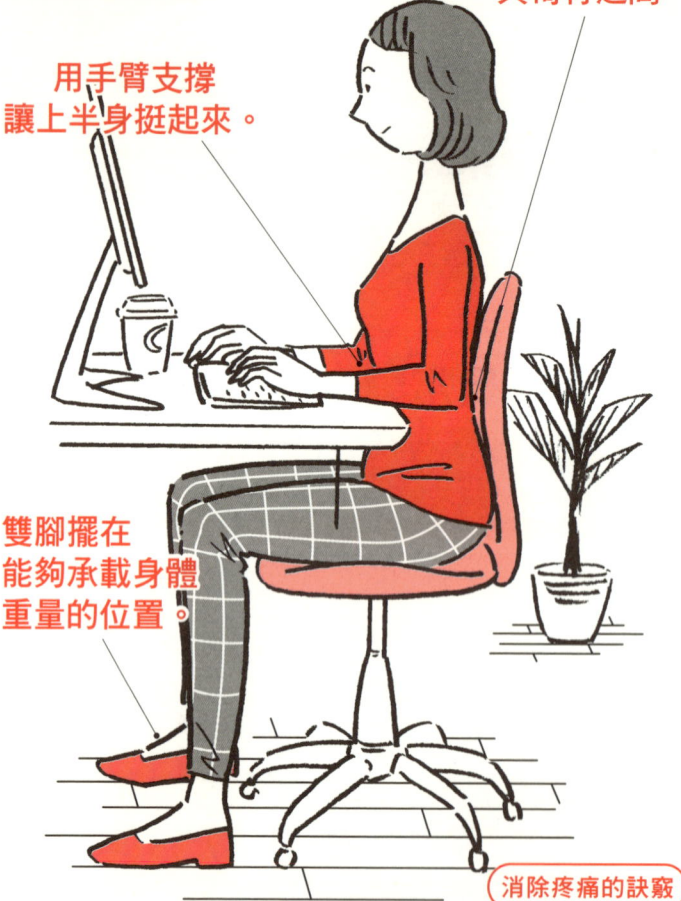

非常疼痛時的對策

消除疼痛的日常動作
12

坐著辦公

將上半身夾在桌子與椅背之間

用手臂支撐讓上半身挺起來。

雙腳擺在能夠承載身體重量的位置。

用桌椅夾住身體，穩定頭部

消除疼痛的訣竅

被包覆的安心感！

坐姿中有幾個特別重要的關鍵：
① 增加支撐點，提高頭部位置。
② 避免長時間維持相同坐姿。
③ 用雙腳輔助支撐。

如果覺得椅子怎麼坐都不舒服，建議乾脆換一張新的，或是使用能輔助維持良好坐姿的座墊。

60

第3章 消除疼痛的辦公日常動作

消除疼痛的訣竅

「蹺腳不好」其實是誤解！

大家或許有「蹺腳＝骨盆歪斜」的觀念，但其實真正造成骨盆歪斜的，是長時間維持同一側的蹺腳姿勢。如果想要緩解疼痛，嘗試蹺腳姿勢也是可以的，但記得要適度左右交換。

頸・肩　腰　膝蓋
輕微疼痛時的對策

蹺腳時讓上方腿纏繞下方腿。

蹺腳時要適度左右側交換。

消除疼痛的訣竅

從椅子站起來時⋯

可以利用扶手或桌子作為支撐，再站起來。若身邊沒有支撐物，則可用雙手壓住椅面或大腿根部。也可以嘗試將雙腳前後錯開，再站起來。

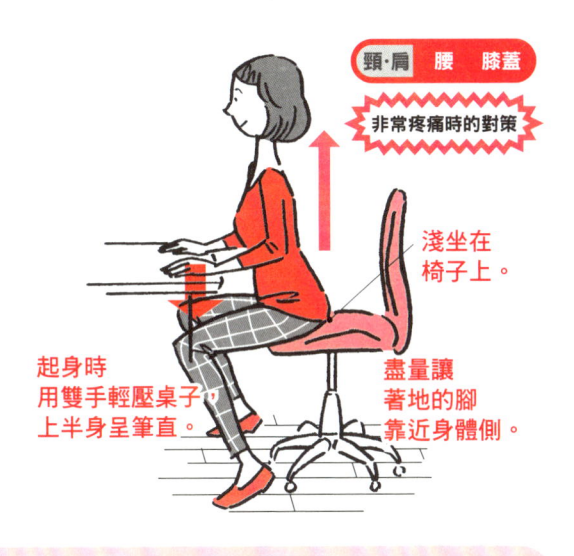

頸・肩　腰　膝蓋
非常疼痛時的對策

淺坐在椅子上。

起身時用雙手輕壓桌子，上半身呈筆直。

盡量讓著地的腳靠近身體側。

輕鬆坐，告別肩部僵硬和腰痛！

感到腰部不舒服時，應該避免持續長時間久坐，但有時受限於情況，難以避免。

無論是工作、用餐、搭車、上廁所等，根據不同狀況，各有各輕鬆舒服的坐姿。舉例來說，可用稍微抬高單側臀部取代蹺腳，或托腮支撐頭部等，請嘗試各種方式，找出最適合且舒服的坐姿。累積輕鬆的姿勢，將帶來意想不到的成效。

頸・肩 腰 膝蓋

輕微疼痛時的對策

消除疼痛的日常動作

13 提振精神

做出聳肩動作。

用力聳肩到再也抬不上去的程度。

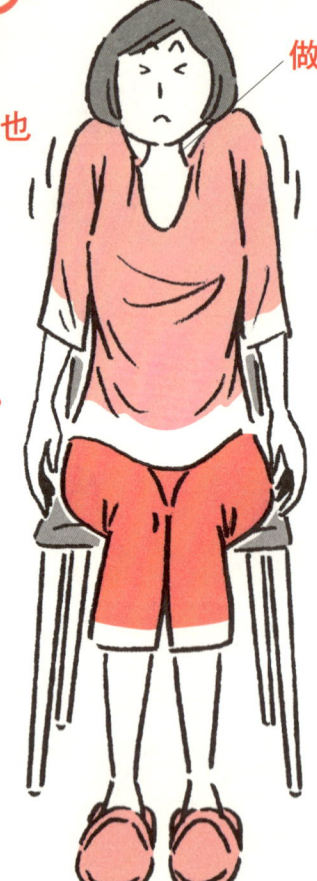

停留7秒後，用力放鬆。

雙肩出力到有些發抖，效果會更好。

促進血液循環，減少疲勞累積

消除疼痛的訣竅

活動肩膀消除疲勞

雖然重新檢視日常動作和姿勢有助於減輕肩頸負擔，但對於長時間坐在辦公桌前處理行政文書的人來說，肩頸疲勞仍是在所難免的。

肌肉僵硬時，與其安靜休養，不如積極且適度地活動，以促進血液循環，才能快速又有效地改善情況。感到疲勞時請主動出擊，盡早採取應對措施。

62

第3章 消除疼痛的辦公日常動作

> 消除疼痛的訣竅

不僅能緩解僵硬，還能改善駝背姿勢！

當頸背因前傾引發疼痛時，可試著以反折動作促進血液循環，進一步消除疲勞。

建議有圓肩傾向的人務必嘗試這個動作。

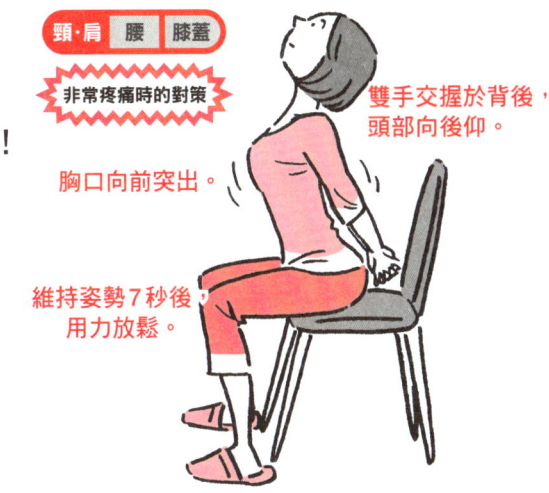

頸・肩 腰 膝蓋

非常疼痛時的對策

雙手交握於背後，頭部向後仰。

胸口向前突出。

維持姿勢7秒後，用力放鬆。

> 消除疼痛的訣竅

向內收緊腹部，矯正骨盆前傾

骨盆前傾的人在進行伸展時，容易出現腰痛現象，此時請嘗試用力將腹部向內收緊。而頸部不適的人，請保持正面朝前操作。

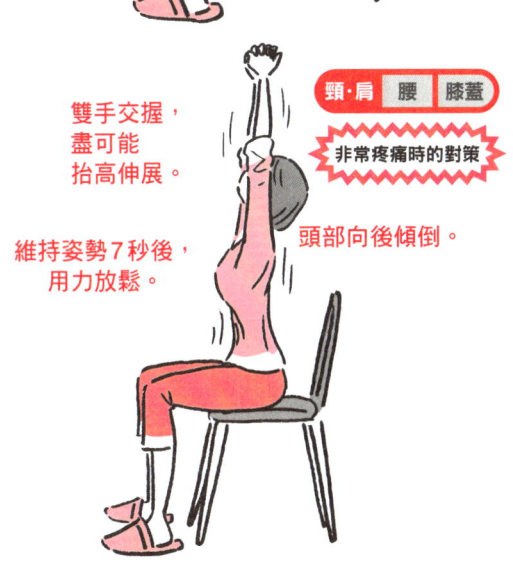

雙手交握，盡可能抬高伸展。

維持姿勢7秒後，用力放鬆。

頸・肩 腰 膝蓋

非常疼痛時的對策

頭部向後傾倒。

促進血液循環，調整身體狀態

按摩肩頸後會感到通體舒暢，主要是因為疲勞僵硬的肌肉血液循環變好了。雖然請人按摩很舒服，但畢竟無法隨時都有幫手。

所以，最好的方法就是靠自己進行的日常動作。試著選擇「好像對自己有幫助」的動作來操作，將覺得舒服的動作積極融入日常生活中，有助於調整並改善身體狀態。

| 頸・肩 | 腰 | 膝蓋 |

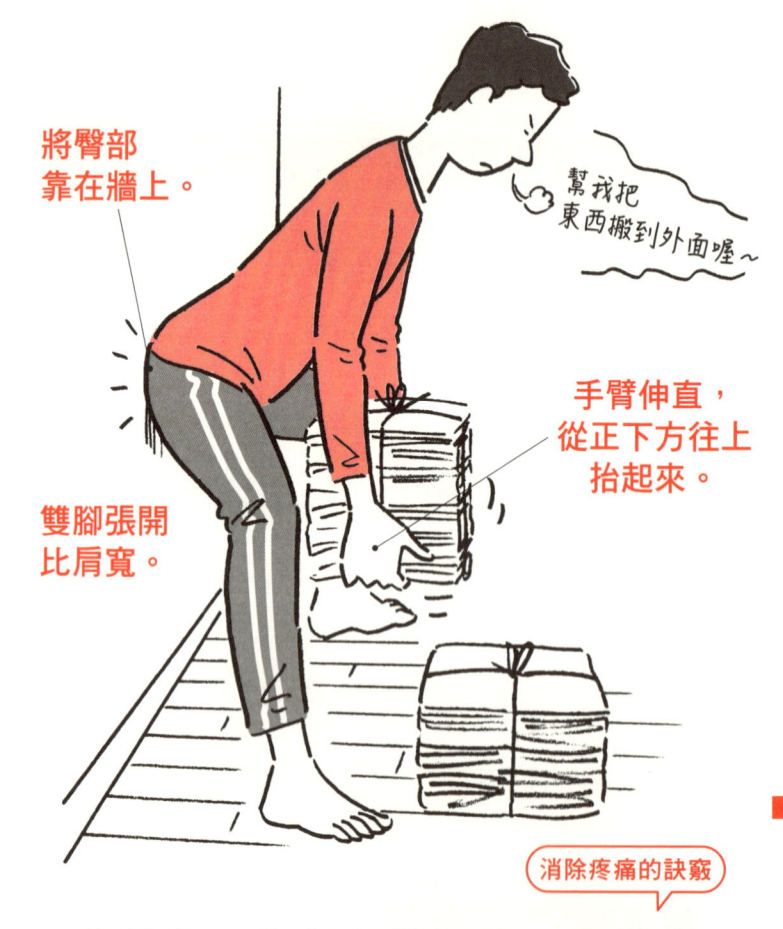

輕微疼痛時的對策

消除疼痛的日常動作

14 搬重物

將臀部靠在牆上。

幫我把東西搬到外面喔～

手臂伸直，從正下方往上抬起來。

雙腳張開比肩寬。

將臀部靠牆，讓牆壁分擔身體重量

消除疼痛的訣竅

將重物拉近身體後再搬起來

腰部狀況不佳時，若再加上需要搬重物或抱小孩，很可能會導致腰痛惡化、甚至無法行走。建議此時應盡量避免這類動作，先思考這些事情是否非做不可。至於像照顧孫子這種不得不抱起來的情況，則應設法減輕腰部的負擔。

64

第3章 消除疼痛的辦公日常動作

消除疼痛的訣竅

單膝跪姿，一氣呵成地站起身

將手臂放在立起來的膝蓋上，在支撐身體的同時將重物抬起來。關鍵在於手臂、雙腳與腹部同時出力，並一氣呵成地站起來。由於這樣的動作容易滑倒，請務必先脫掉襪子。

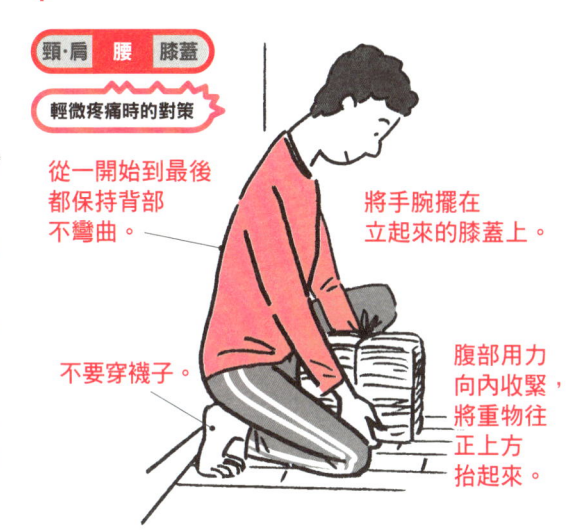

頸・肩　腰　膝蓋

輕微疼痛時的對策

從一開始到最後都保持背部不彎曲。

將手腕擺在立起來的膝蓋上。

不要穿襪子。

腹部用力向內收緊，將重物往正上方抬起來。

務必注意這種動作！

腰痛時絕對要避免這樣的抬重物（或人）方式

為大家介紹「正確的抬重物方式」
平時這樣的操作方式確實比較正確，然而腰痛時，這種抬重物方式可能會讓疼痛惡化。

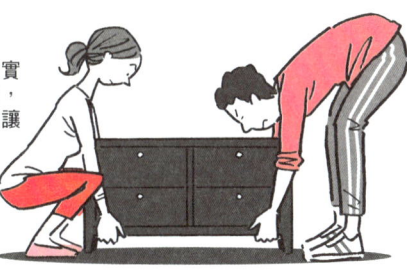

錯誤的抬重物方式
絕對要避免的抬重物方式。
大家經常會不自覺地用撿拾小東西的方式來抬重物，所以務必格外留意！

透過日常動作來預防腰痛的產生

在經常承受腰部負擔的看護現場，不少人因腰痛而選擇離職。

另一方面，過去有許多美髮師因腰痛離職，但現在這種情況已經減少許多。最大的原因，是美髮沖水台的開發，讓美髮師不再需要彎腰幫客人洗頭，現在多半也改為坐在圓凳上剪髮，大大減輕腰部負擔。要預防腰痛，最重要的還是設法從各方面減輕腰部壓力。

65

頸・肩 腰 **膝蓋**

非常疼痛時的對策

消除疼痛的
日常動作

15

出席會議

雙手壓住大腿，
上半身呈筆直狀態。

雙手手臂像
支撐桿一樣
伸直。

那麼，開始進入會議流程！

淺坐在椅子上
或善用椅背。

僅單手支撐
疼痛側也可以。

消除疼痛的訣竅

以手臂作為支撐桿來支撐身體

雙手撐在大腿上，將手臂當作支撐桿，用來支撐頭部重量。

可以善用椅背，或是淺坐在椅子上、將前臂撐在桌上，嘗試隨時調整並更換這些姿勢，努力撐過一場會議。

這些動作也推薦給容易肩頸僵硬的人。

就算覺得吃力，也絕對不能低下頭！

66

第3章 消除疼痛的辦公日常動作

消除疼痛的訣竅

像是假裝在思考般伸展頸肩

將頭部向斜前方傾倒並收下巴，感覺頸部後方被強烈拉伸，接著慢慢朝上，看起來像是在仰望。在這個姿勢下，覺得舒服的部位，就是最疲勞的部位。

頸・肩　腰　膝蓋

輕微疼痛時的對策

唔～關於那件事…

- 頭部慢慢向側邊傾斜，拉伸頸部和肩膀。
- 往覺得舒服的那一側伸展。

消除疼痛的訣竅

打造不疼痛的身體鍛鍊肌肉的姿勢

伸直背脊並用力向內收緊小腹，這個動作雖然看起來很不起眼，卻是最適合打造年輕體態與無痛身體的最佳肌肉鍛鍊方式。

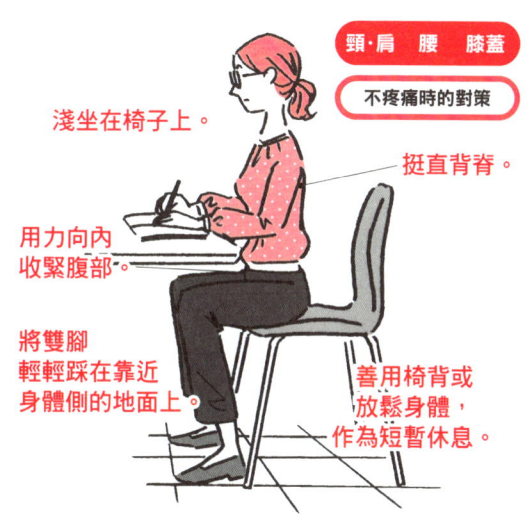

頸・肩　腰　膝蓋

不疼痛時的對策

- 淺坐在椅子上。
- 挺直背脊。
- 用力向內收緊腹部。
- 將雙腳輕輕踩在靠近身體側的地面上。
- 善用椅背或放鬆身體，作為短暫休息。

愈是想放鬆，身體卻愈疲勞

覺得疲勞而彎腰駝背癱坐在椅子上，這樣的姿勢只會讓頭部向前突出，徒增疲勞的蓄積。雖然想放鬆，卻反而讓身體更疲累。

其實只要改變坐姿，就能減輕頸部・肩膀・腰部的負擔，進而有效改善疲勞。

將雙腳輕輕踩在靠近身體側的地面上，由雙腳來幫忙分擔支撐頭部的重量，可以明顯感覺到身體不容易疲累。

| 頸・肩 | 腰 | 膝蓋 |

非常疼痛時的對策

消除疼痛的
日常動作

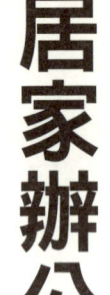

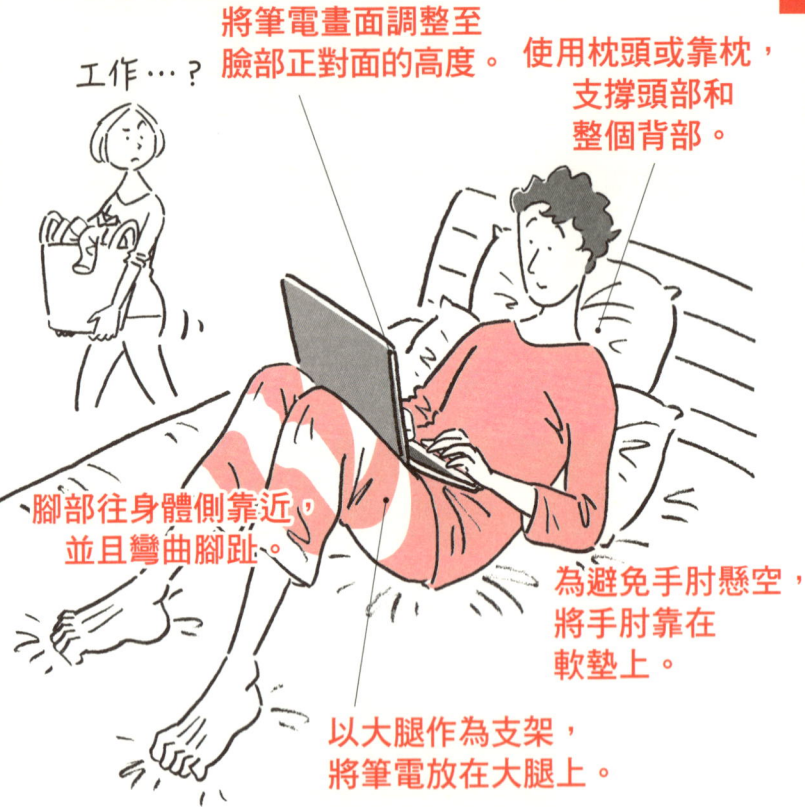

16

居家辦公

將筆電畫面調整至臉部正對面的高度。

使用枕頭或靠枕，支撐頭部和整個背部。

工作…？

腳部往身體側靠近，並且彎曲腳趾。

為避免手肘懸空，將手肘靠在軟墊上。

以大腿作為支架，將筆電放在大腿上。

長時間操作電腦也不會感到疲累

消除疼痛的訣竅

居家辦公限定的電腦使用技巧

我平時也會這麼做，建議大家在不疼痛時也可以這樣操作。彎曲腳趾頂在床上，有助於穩定腳部、避免滑動。伸直腳趾、變換腳部位置等等，請隨時調整成最舒適的姿勢。

要特別注意的一點是，手肘若懸空，容易導致手臂和肩膀疲累。

68

第3章 消除疼痛的辦公日常動作

> 消除疼痛的訣竅

舒服地伸展腰部、肩膀和頸部

居家辦公時，活動範圍多少會受到限制，容易造成身體僵硬。若上半身難以向前傾倒，建議在腹部夾一個靠枕作為輔助。

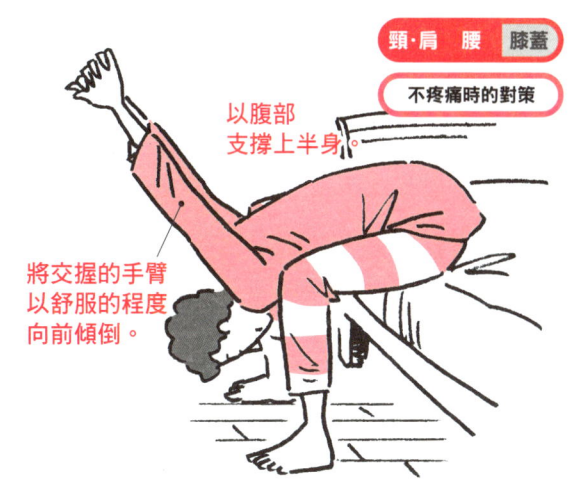

頸・肩　腰　膝蓋
不疼痛時的對策

以腹部支撐上半身。

將交握的手臂以舒服的程度向前傾倒。

> 消除疼痛的訣竅

趁工作空檔，稍微擺動身體

若無法只擺動腰部，就連同肩膀一起搖晃。請不要一邊看電腦畫面一邊操作，建議閉上雙眼進行，相信效果會更加顯著。

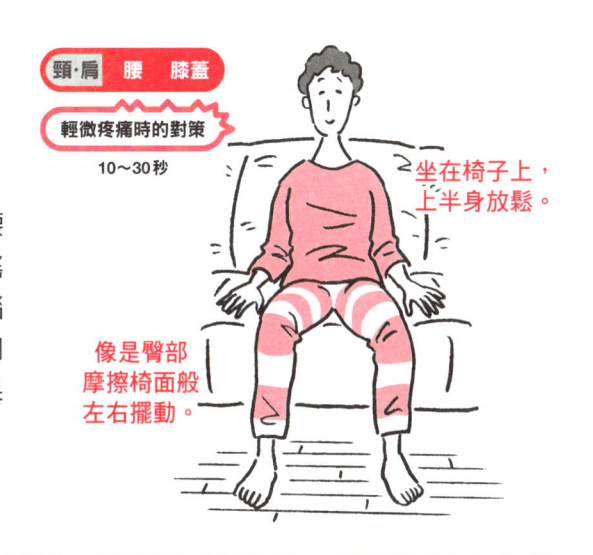

頸・肩　腰　膝蓋
輕微疼痛時的對策
10～30秒

坐在椅子上，上半身放鬆。

像是臀部摩擦椅面般左右擺動。

洗刷抖腳的輕浮汙名

小時候是不是經常被叮嚀：「抖腳很沒有禮貌，不要再抖了」？

然而近幾年來，研究發現抖腳其實有助於組織再生，目前已被採用為退化性膝關節炎與退化性髖關節炎的治療方式之一，並在國內外獲得高度評價。比起單純伸展，抖腳更能有效促進血液循環，建議大家把握空檔時間積極進行這個動作。

69

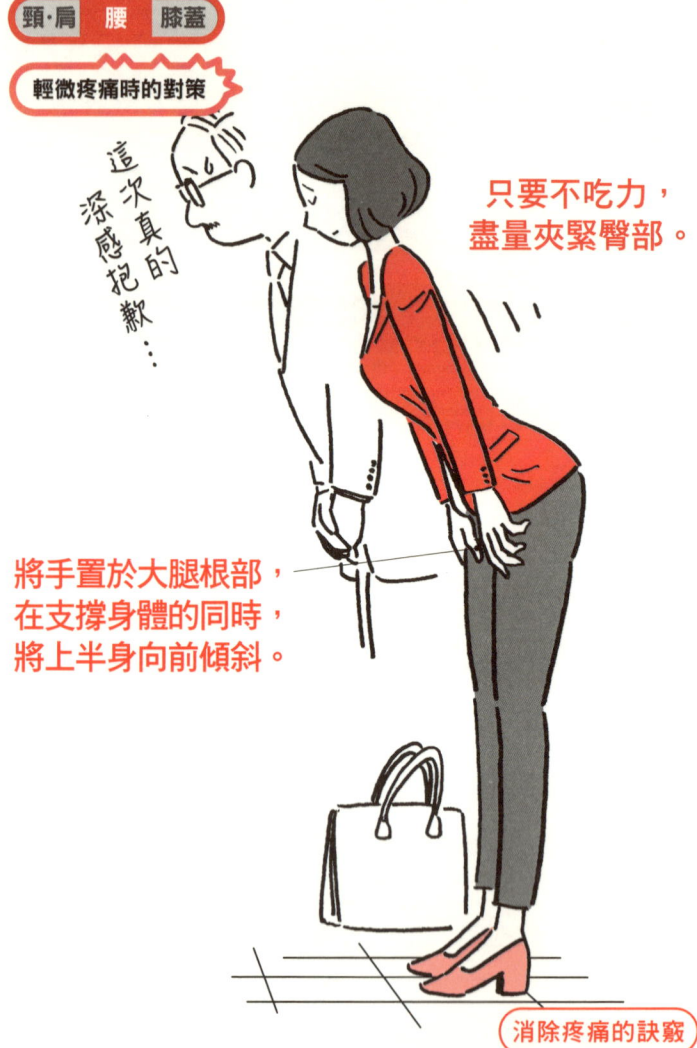

消除疼痛的日常動作 17 鞠躬行禮

頸・肩　腰　膝蓋

輕微疼痛時的對策

這次真的深感抱歉…

只要不吃力，盡量夾緊臀部。

將手置於大腿根部，在支撐身體的同時，將上半身向前傾斜。

以手勢展現禮儀

消除疼痛的訣竅

鞠躬角度小一些

當腰部疲累或感到些微疼痛時，應盡量避免大角度的鞠躬行禮。即使鞠躬角度較小，只要行禮的時間比對方稍長一些，自然不會顯得失禮。

如果可以的話，讓臀部靠著支撐物，或不著痕跡地扶著桌子，這些小細節都能大幅減輕腰部負擔。

70

第3章 消除疼痛的辦公日常動作

> 消除疼痛的訣竅

避免誘發疼痛的下下策

若只要上半身稍微前傾,就會引發強烈腰痛,建議先暫時放棄鞠躬這個動作,盡快讓腰部恢復健康。

頸・肩 腰 膝蓋

非常疼痛時的對策

非常感謝您⋯
咦!

雙手合十致意。

注視對方的眼睛,表達感謝與歉意。

視情況直接向對方說明「腰痛」的情形。

> 消除疼痛的訣竅

保護腰部的鞠躬技巧

無論鞠躬角度多大,建議養成鞠躬時用力收緊腹部的習慣。

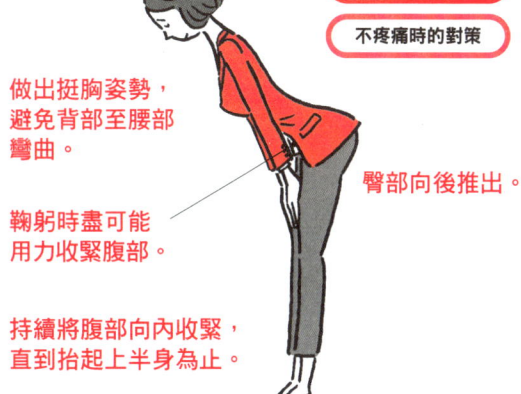

頸・肩 腰 膝蓋

不疼痛時的對策

做出挺胸姿勢,避免背部至腰部彎曲。

鞠躬時盡可能用力收緊腹部。

持續將腹部向內收緊,直到抬起上半身為止。

臀部向後推出。

有些鞠躬姿勢看起來不太一樣?

相信大家都看過服務業人員雙手交疊於腹部,上半身不傾斜,只收下巴,大聲說出「歡迎光臨〜」的行禮方式。我猜這是店家為預防員工腰痛所採取的鞠躬對策。由於全體人員都用相同姿勢,或許就是店內SOP。

即使鞠躬角度再小,一天內重複多次,仍難免造成腰部負擔。

因此,推廣這種新式鞠躬其實是好事。

column

推薦腰痛時操作「拍打臀部」動作

　　針對前來參加消除肩膀僵硬・腰痛講座的學員，我一定會先請大家檢測自己的姿勢。其中最重要的是背脊的伸展方式。

　　即便是我自己，心裡雖然想著要筆直向上伸展，但最終難免會變成稍微前傾或向後反折等，完全無法筆直伸展的姿勢。

　　如果日常生活中完全不做「將背脊伸展至極限的動作」，負責伸展背脊的肌肉會逐漸衰退，進而讓肌肉和關節不得不承受頭部重量的負擔。

　　如果自覺有這種情況，建議每天至少1次，在讓頭部與背部貼牆的狀態下，雙手交握並向正上方伸展。我通常是每天早上起床時操作這個動作。

　　另一方面，當出現腰痛症狀時，建議側臥在床上，使用肩頸按摩棒輕敲臀部側邊。雖然另有對症治療的方式，但透過舒緩因疲勞而僵硬的臀部，也有助於緩解腰痛。如果家中沒有肩頸按摩棒，也可以嘗試握拳輕輕敲打。

第 **4** 章

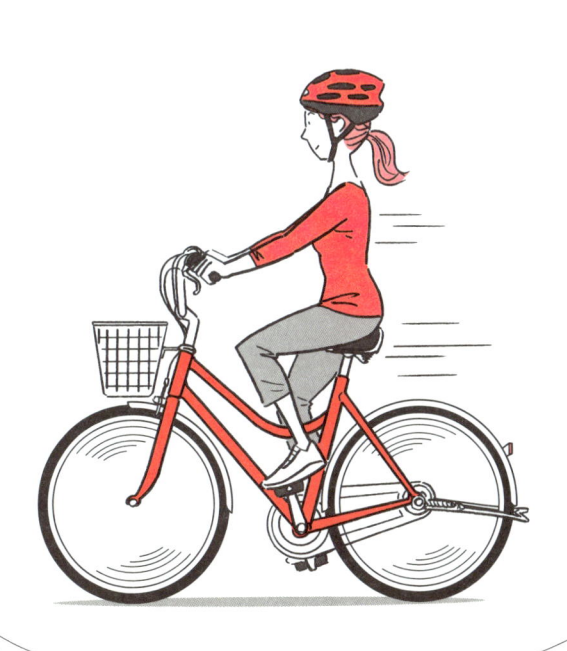

消除疼痛的
移動
日常動作

頸・肩　腰　膝蓋

非常疼痛時的對策

消除疼痛的日常動作

18 居家移動

以手臂力量拉近身體並向前移動。

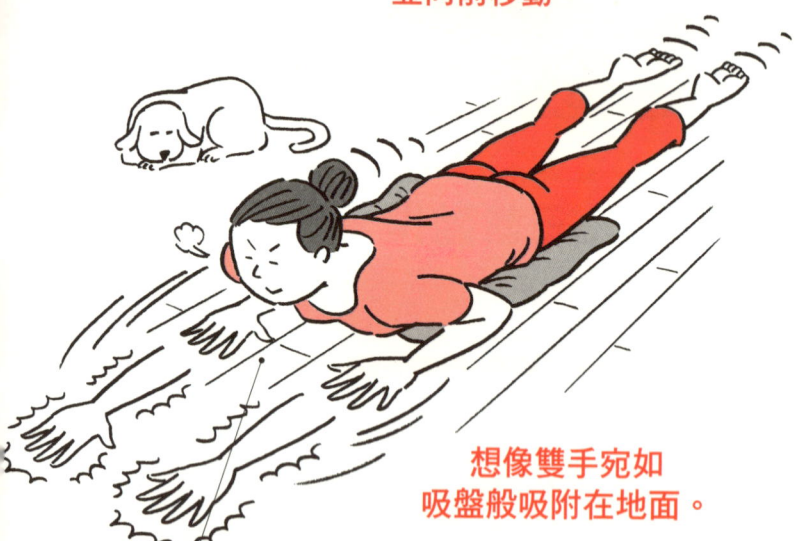

想像雙手宛如吸盤般吸附在地面。

雙手貼在前方地板上。

情況緊急時，用雙手力量匍匐前進

消除疼痛的訣竅

無法站起身的移動方式

在家若突然站不起來，千萬別勉強硬撐。此時應改採「匍匐前進」，先移動到有固定物可抓握的地方，才是最好的做法。

另一方面，要是連走路都感吃力，家中若為木質地板，可在身下鋪毛巾；若為地毯，則可墊塑膠布或塑膠袋，幫助身體順利移動。

第4章 消除疼痛的移動日常動作

> 消除疼痛的訣竅

頸・肩　**腰**　膝蓋

輕微疼痛時的對策

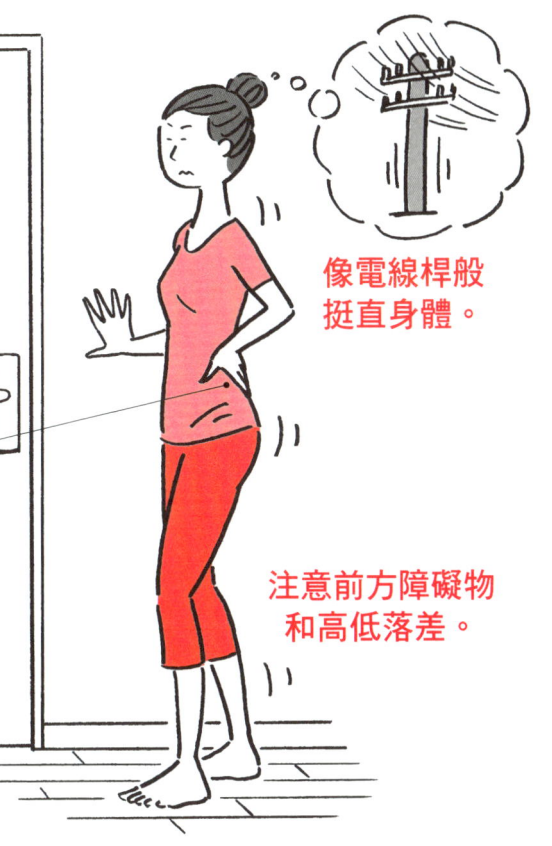

活用牆壁、桌子或雨傘

雖然還不到需要匍匐前進的程度,但這個方法推薦給因疼痛而難以輕鬆行走的人。移動時可扶著牆壁或桌子,視情況使用雨傘等物品代替柺杖,這樣走起路來會輕鬆許多。

像電線桿般挺直身體。

用手撐住腰或臀部。

注意前方障礙物和高低落差。

以腳底摩擦方式,小步伐向前移動。

劇烈疼痛到動彈不得!閃到腰的因應對策

朋友曾經腰痛到無法站起來,打電話向我求救。我第一時間建議他先安靜休養,並以較為舒適的姿勢躺下來。

針對劇烈腰痛,只要安靜休養、不勉強做事,通常1〜3天內就能大幅緩解。不過,劇烈疼痛一旦緩解後,切記不要過度休養。

建議透過本書收錄的動作來舒緩腰痛,在最短時間內恢復健康。

75

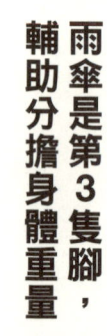

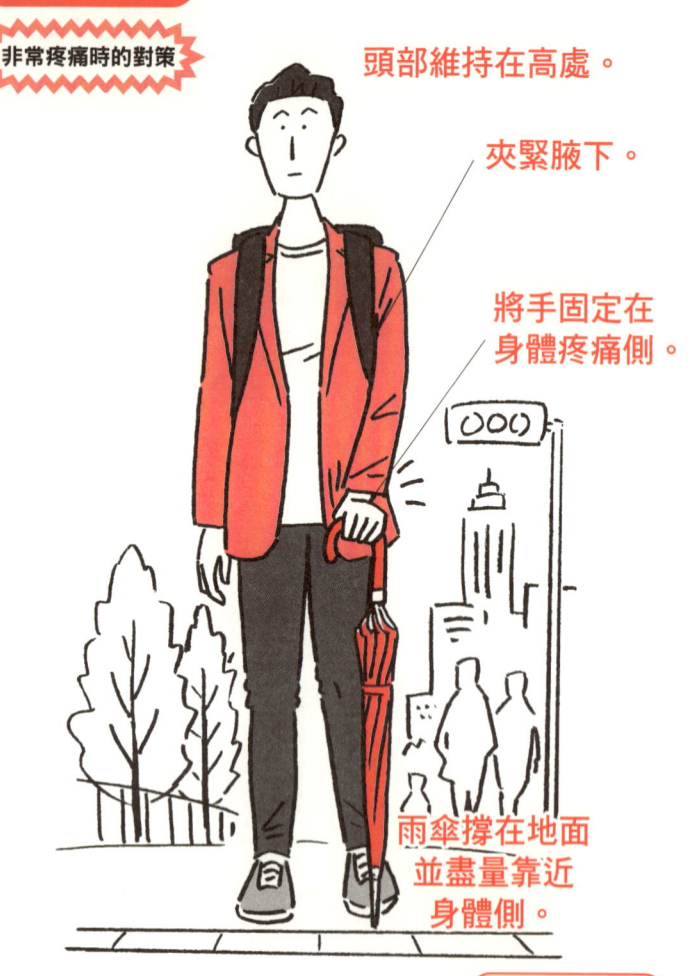

| 頸·肩 | 腰 | 膝蓋 |

非常疼痛時的對策

消除疼痛的日常動作

19 外出時的站姿

雨傘是第3隻腳，輔助分擔身體重量

頭部維持在高處。

夾緊腋下。

將手固定在身體疼痛側。

雨傘撐在地面並盡量靠近身體側。

消除疼痛的訣竅

雨傘是最值得信賴的好幫手

不是要將身體重量直接壓在雨傘上，而是將雨傘想像成一根支桿，用來輔助雙腳支撐身體，避免身體前傾。手臂務必貼近身體，然後將雨傘撐在前側、中間、側邊或後方等感覺輕鬆的位置。

請特別留意傘尖不要打滑。

76

第4章 消除疼痛的移動日常動作

消除疼痛的訣竅

出乎意料外地不被他人察覺

這個動作就是身體稍微向後傾，腰部向前突出。建議除了腰痛時操作外，腰痠時適度操作也有助於預防腰痛。

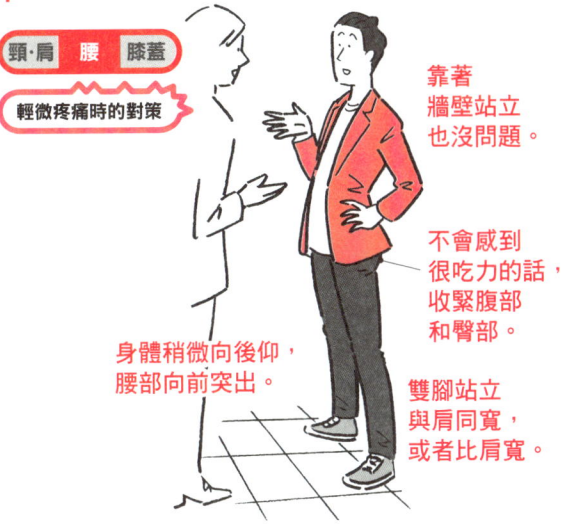

頸·肩　腰　膝蓋
輕微疼痛時的對策

- 靠著牆壁站立也沒問題。
- 身體稍微向後仰，腰部向前突出。
- 不會感到很吃力的話，收緊腹部和臀部。
- 雙腳站立與肩同寬，或者比肩寬。

消除疼痛的訣竅

不疼痛時，適度進行鍛鍊

等人或等公車、捷運時，是絕佳的操作時機！可充分鍛鍊支撐頭部的肌力。

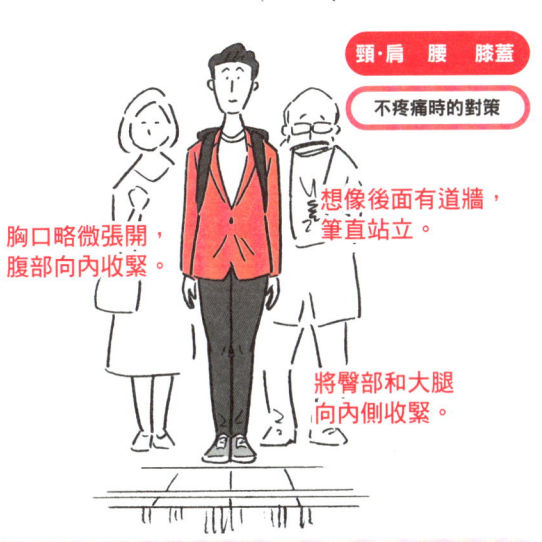

頸·肩　腰　膝蓋
不疼痛時的對策

- 胸口略微張開，腹部向內收緊。
- 想像後面有道牆，筆直站立。
- 將臀部和大腿向內側收緊。

能持續操作30年自然有其道理

我在等紅燈或電梯時，會筆直站立並將身體向內收緊，而且這個動作我已持續了30年。不僅疼痛減輕，體態也愈來愈有型。

另一方面，夾緊臀部有助預防與改善漏尿情況，而將大腿向內收緊則具有預防和改善O型腿的效果。

只要在不會感到疼痛的範圍內，建議從今天起就開始積極操作這個動作。

77

| 頸・肩 | 腰 | 膝蓋 |

輕微疼痛時的對策

消除疼痛的日常動作

20 戶外移動

踢腿步伐 甩開膝蓋疼痛

若這個動作反而引發膝蓋或腰部疼痛，建議不要操作。

伸直背脊，視線抬高。

途中稍微休息也OK。

僅在疼痛側的腳踏出時操作踢腿動作。

消除疼痛的訣竅

邊走邊消除膝蓋疼痛

這個動作就像是將膝關節下方的部位分離出去，彷彿甩出的感覺。在骨骼與骨骼之間製造縫隙，讓關節得以放鬆。

如果覺得這個動作有難度，可以先參考P100的動作，透過連續踢腿來掌握訣竅。

邊踢腿邊走路只是短短一瞬的動作，或許根本沒有人會注意到。

第4章　消除疼痛的移動日常動作

> **消除疼痛的訣竅**

扶著附有輪子的購物袋或雨傘走路

附有輪子的購物袋或雨傘能夠輔助保護腰部和膝蓋,但凹凸不平的道路或碎石子路是購物車的天敵,顛頗會對腰部造成影響,建議盡量選擇平坦道路。

頸‧肩　腰　膝蓋

非常疼痛時的對策

基本上,使用疼痛側的手扶著支撐物。

不要過度讓體重依賴雙腳,立起上半身並用雙手輔助。

> **消除疼痛的訣竅**

打造無痛身體的走路方式

強時間且用力向內收緊腹部,好比穿上護腰束帶,不僅能保護腰部,也有助於鍛鍊腰部肌肉。即便是在行走途中反覆進行,也具有積極的效果。

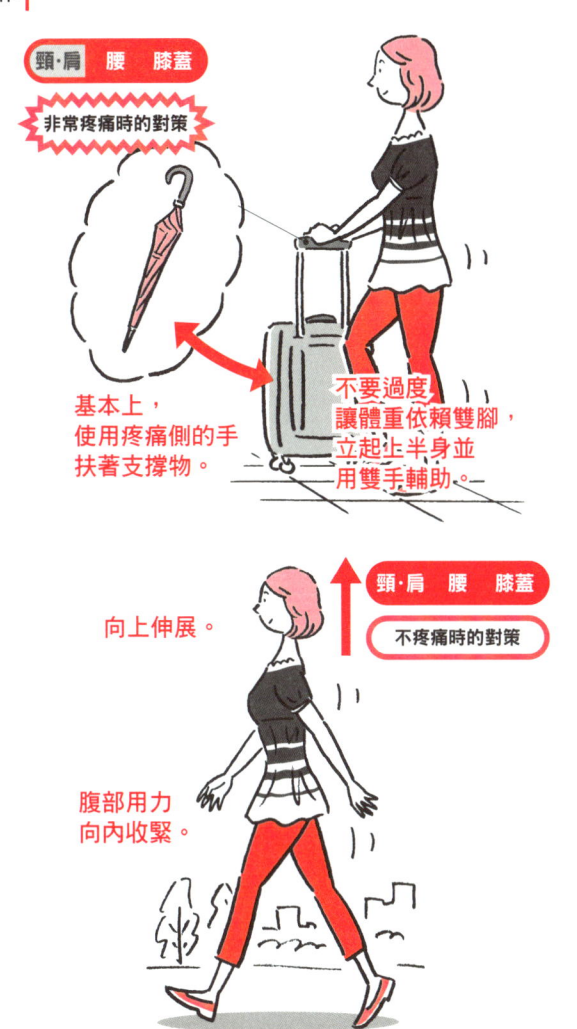

頸‧肩　腰　膝蓋

不疼痛時的對策

向上伸展。

腹部用力向內收緊。

身體向後反折能夠當場消除疼痛

在一份雜誌工作中,我曾參與指導一位女演員,她數十年來一直深受腰痛所苦。

貼牆站立時,可明顯看出她有腰部後仰的現象,一直刻意挺胸、努力維持良好姿勢。當時我請她練習用力收緊腹部,就像要填滿牆與腰之間的縫隙。沒過多久,她的腰痛立即緩解。她驚訝表示:「原來腰痛不是慢性病,是有解決辦法的!」

79

頸・肩　腰　膝蓋

非常疼痛時的對策

消除疼痛的日常動作

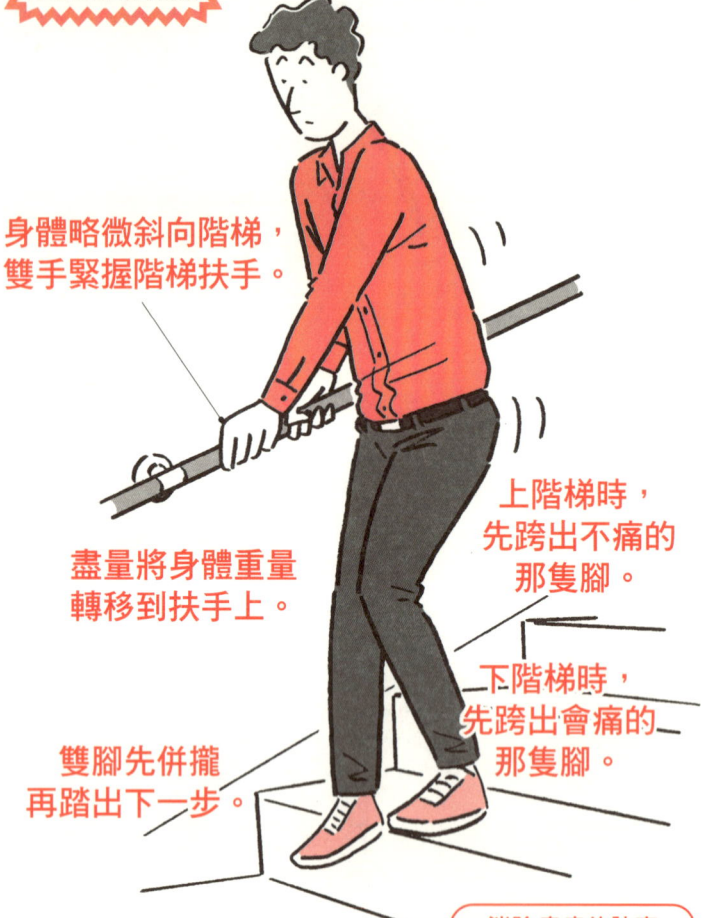

21 上下階梯

身體略微斜向階梯，雙手緊握階梯扶手。

盡量將身體重量轉移到扶手上。

雙腳先併攏再踏出下一步。

上階梯時，先跨出不痛的那隻腳。

下階梯時，先跨出會痛的那隻腳。

消除疼痛的訣竅

使用雙手全力撐住階梯扶手

疼痛是身體發出的哀鳴

不得不使用階梯時，建議不要依照平時的方式上下，千萬不要硬撐著疼痛勉強行動。

疼痛是身體發出的哀鳴，每一次刺痛，都是膝蓋或腰部狀況正在惡化的警訊。

上下階梯時，雖然「先併攏雙腳，再踏出下一階」的方式比較耗時，但最重要的是避免誘發膝蓋或腰部疼痛。

第4章 消除疼痛的移動日常動作

> 消除疼痛的訣竅

背部彎曲角度愈大，全身承受的負擔就愈大

頸・肩　腰　膝蓋
輕微疼痛時的對策

維持頭部不向前突出。

維持背部不彎曲。

上下階梯時，只要稍微留意身體不要駝背前傾，就能大幅減輕身體的負擔。

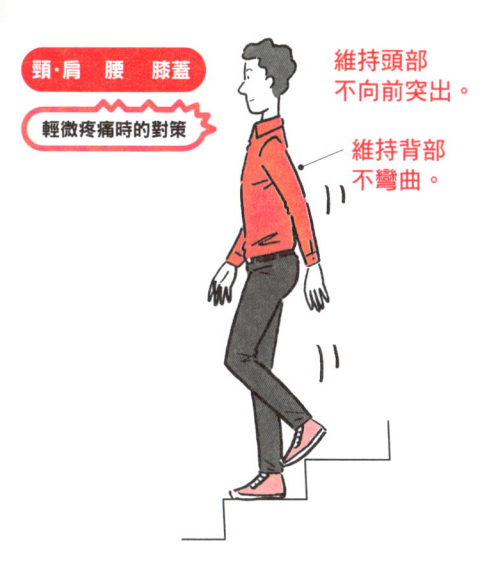

> 務必注意這種動作！

拐杖位置會影響身體承受的負擔！

拐杖是為了輔助支撐，避免頭部下垂，因此應盡量放在靠近腳邊的地面上。像右側這位男性的姿勢，沉重的頭部落在身體前方，即便拄著拐杖，也只是徒增疲勞。

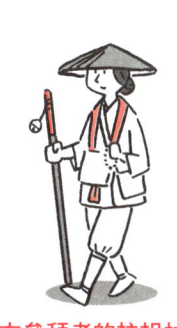

上方參拜者的拄拐杖方式就是最佳範例

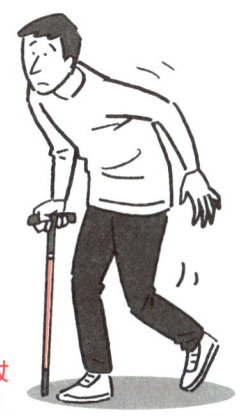

多留意手臂向前伸的動作

我曾見過一位遛狗的高齡女性，整個人被牽繩拉著走，手臂和頭部都被扯向前，幾乎快跌倒。我立刻提醒她夾緊腋下，將牽繩靠近身體側邊，這樣即使被拉扯也比較安全。婦人嘗試後，開心地說：「哇啊，真的耶！」

打掃、拄拐杖、拿東西等動作，只要手臂前伸，頭部常會不自覺前傾，進而增加腰部負擔，因此請多加留意。

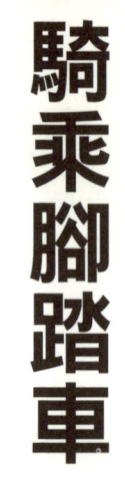

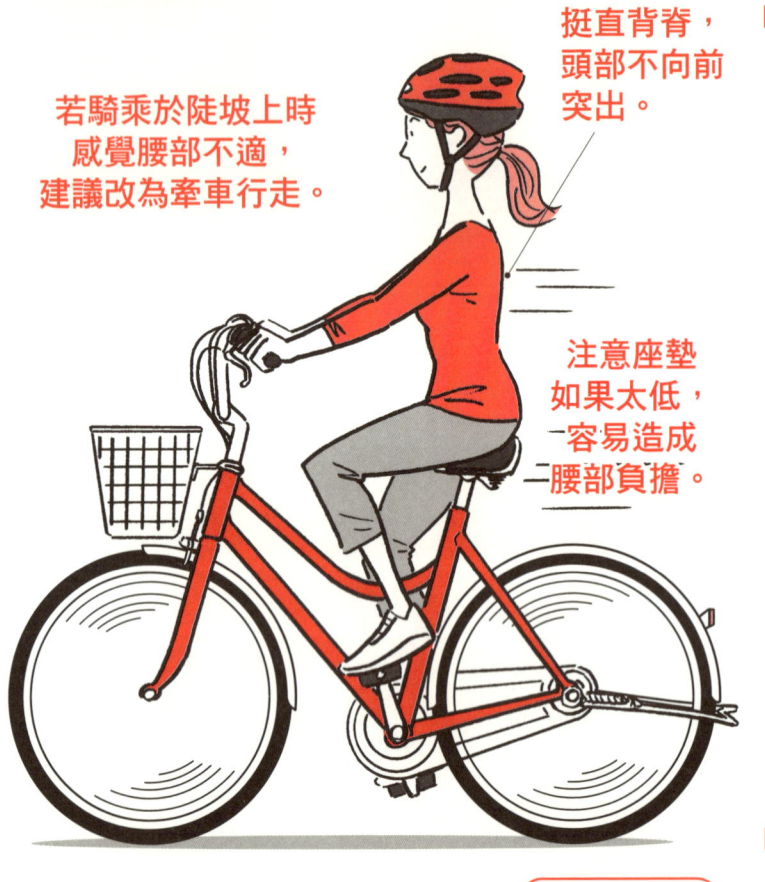

頸・肩　腰　膝蓋

輕微疼痛時的對策

消除疼痛的日常動作

22 騎乘腳踏車

挺直背脊，頭部不向前突出。

若騎乘於陡坡上時感覺腰部不適，建議改為牽車行走。

注意座墊如果太低，容易造成腰部負擔。

膝蓋不好的人更需要腳踏車這個好幫手

消除疼痛的訣竅

對關節來說，騎腳踏車比走路更友善

騎乘一般淑女腳踏車，不僅較容易維持上半身挺直，還可以透過左右龍頭車把來輔助支撐頭部重量。

此外，座墊也能協助支撐腰部，因此相較於走路，騎腳踏車對膝蓋造成的負擔較小。

82

第4章 消除疼痛的移動日常動作

消除疼痛的訣竅

登山車的關鍵在於手臂

騎乘登山車時容易出現身體前傾的姿勢，但只要有車把支撐就沒問題。關鍵在於像支撐桿一樣伸直手臂，並緊握車把。

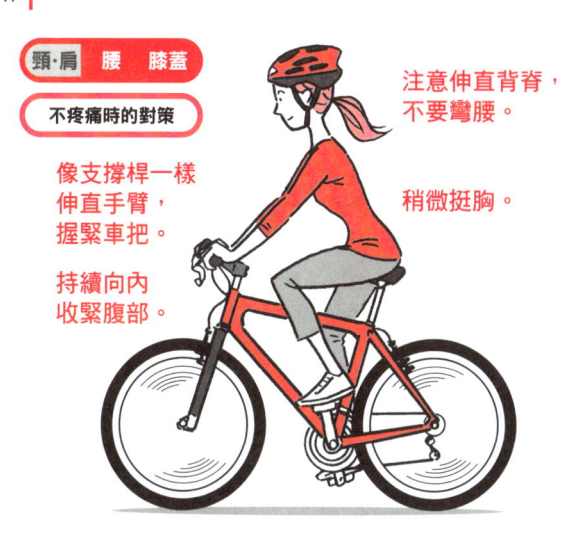

頸・肩　腰　膝蓋

不疼痛時的對策

- 像支撐桿一樣伸直手臂，握緊車把。
- 持續向內收緊腹部。
- 注意伸直背脊，不要彎腰。
- 稍微挺胸。

務必注意這種動作！

公路自行車對腰部的負擔較大

公路自行車多用於競賽，其構造設計是為了在平地進行短時間、高速騎乘。為了減輕腰部疲勞，建議盡量立起上半身。

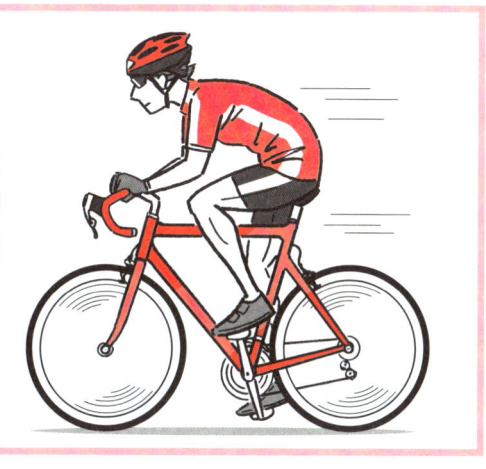

推薦的健身設備？

針對有肩膀僵硬、腰痛或膝痛情形的人，最推薦的健身設備是「Power tower」。

若想更積極從事運動，則建議使用不佔空間、價格也相對親民的「踏步機」。

如果有膝蓋疼痛的情況，建議使用室內健身車進行運動。畢竟跑步機體積龐大，不少人反映閒置時放在家中反而會造成困擾。

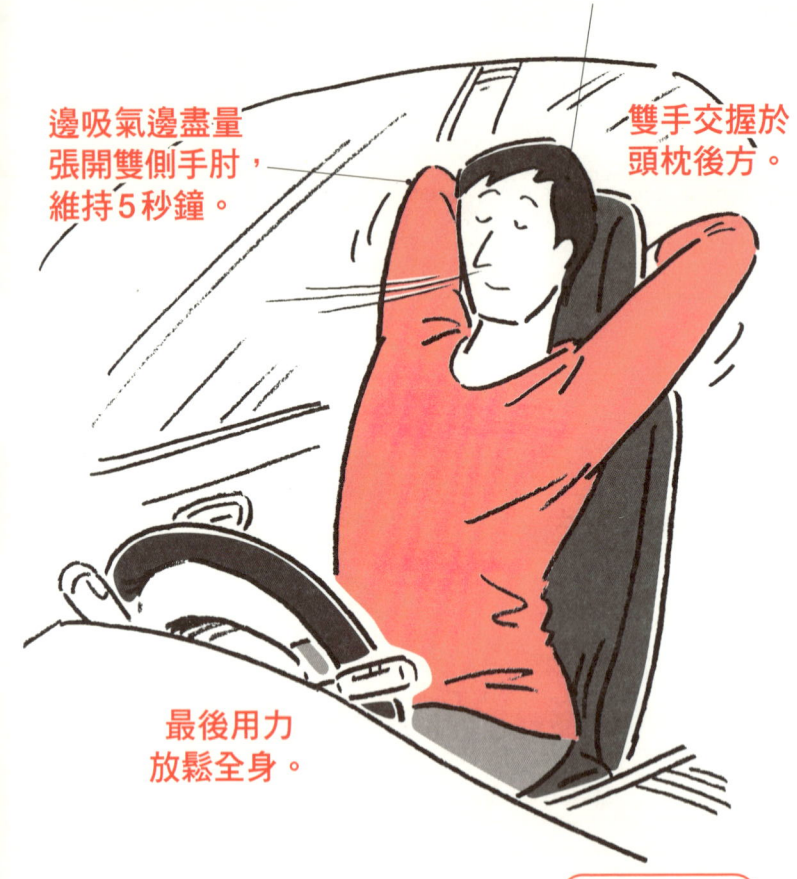

| 頸・肩 | 腰 | 膝蓋 |

輕微疼痛時的對策

將頭部壓在頭枕上。

邊吸氣邊盡量張開雙側手肘，維持5秒鐘。

雙手交握於頭枕後方。

消除疼痛的日常動作

23

開車

最後用力放鬆全身。

消除疼痛的訣竅

等待紅燈時，利用汽車頭枕伸展肩膀

效果卓越！消除肩膀僵硬與頸部僵硬

稍微停個車、操作1～2次，就能讓肩膀與頸部輕鬆許多。在疲勞累積前進行伸展，有助於預防肩頸僵硬。

若雙手無法交握，也可以改為抓握汽車頭枕。若雙側手臂一起進行較吃力，也可以單側手臂分別操作。

84

第4章 消除疼痛的移動日常動作

> 消除疼痛的訣竅

伸展感覺舒服的部位

能夠左右兩側都進行伸展當然最好,然而等待紅燈的時間有限,建議優先針對疲勞累積較多的一側,也就是伸展時感覺最舒服的那一側。

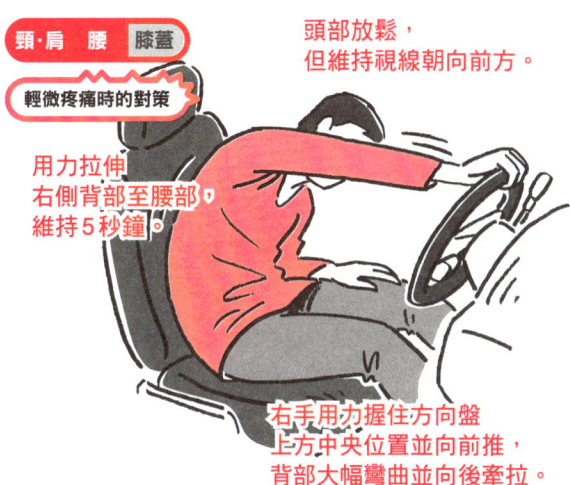

頸・肩　腰　膝蓋

輕微疼痛時的對策

頭部放鬆,但維持視線朝向前方。

用力拉伸右側背部至腰部,維持5秒鐘。

右手用力握住方向盤上方中央位置並向前推,背部大幅彎曲並向後牽拉。

> 務必注意這種動作!

避免長時間維持相同坐姿

大家或許認為坐著比較輕鬆,但這種觀念是錯誤的。與其長時間久坐,不如適度活動身體,更能避免疲勞累積。

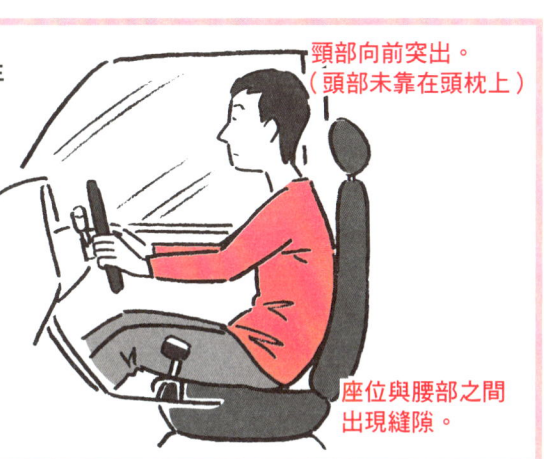

頭部向前突出。(頭部未靠在頭枕上)

座位與腰部之間出現縫隙。

計程車司機成群閒話家常的祕密

「我終於明白為什麼只有那些無法融入同伴圈的司機比較容易因為腰痛而離職了。」這是我在一場針對計程車司機舉辦的「改善腰痛講座」中聽到的話。

許多司機發現,從車內下來「站一下」其實對於舒緩腰部疲勞非常有效。他們經常在車外閒聊,不只是為了聊天,更是為了伸展腰部、減輕久坐帶來的疲勞與不適。

頸・肩　腰　膝蓋

非常疼痛時的對策

消除疼痛的日常動作
24

搭乘捷運

雙手抓握拉環上方。

逐漸將體重釋放至拉環，如同懸掛般慢慢伸展腰部。

維持雙腳著地。

不引人注意的復健動作

消除疼痛的訣竅

善用拉環進行輕柔牽引

透過身體重量進行伸展，可有效舒緩腰部與髖關節的壓力。由於能自行調整拉伸力道，非常值得推薦。

並非一次用力拉扯，而是逐步將身體重量釋放到拉環上。若操作後感覺舒適，也可考慮進一步購買Power Tower健身設備。

86

第4章 消除疼痛的移動日常動作

> 消除疼痛的訣竅

對應捷運搖晃的穩定站姿

夾緊腋下並抓握拉環，只要身體穩定，腰部與膝蓋的負擔自然會減輕。與其腳尖筆直朝前，略向側張開能讓站姿更穩，避免隨捷運搖晃而失去平衡。

頸・肩　腰　膝蓋
輕微疼痛時的對策

- 夾緊腋下，握住拉環後向身體側靠近。
- 盡量向內收緊腹部。
- 避免長時間維持相同姿勢，可適度前後移動雙腳、變換動作。
- 站立時雙腳腳尖朝外張開。

> 消除疼痛的訣竅

鍛鍊保護腰部與膝蓋的肌肉

將腳向前伸展，如同走路時邁出第一步的動作。此動作能同時鍛鍊軀幹與大腿前側肌群，有助於減輕腰部與膝蓋的負擔。

頸・肩　腰　膝蓋
不疼痛時的對策

- 抓握拉環。
- 伸直背脊。
- 向內收緊腹部。
- 伸展膝蓋後側，腳稍微向前抬起。
- 左右腳輪流進行。

捷運搖晃導致腰部不適時，切勿硬撐

當腰部感到不適時，捷運搖晃會進一步加重其負擔。無論是否有疼痛症狀或感到疲累，請依照當下身體狀況，選擇最舒適的站姿。

若身體狀況不佳，可用較輕鬆方式應對；狀況良好時，則可採取較積極的姿勢調整。其實，面對腰痛，我們還有許多對策。建議站立時持續向內收緊腹部。

> 消除疼痛的訣竅

起身時
使用雨傘輔助支撐

雨傘對於起身動作非常有幫助。若沒有雨傘又起身困難時，也可伸長手臂抓住吊環來輔助起身。

將身體重量分散在腳底與雨傘上，並將頭部支撐於高處。

頸·肩　腰　膝蓋

非常疼痛時的對策

雙腳張開，盡量靠近身體側。

淺坐在椅子上。

將雨傘拄在身體中央。

> 消除疼痛的訣竅

後腦勺貼在窗上，
立刻感到輕鬆許多！

搭捷運時若感到肩頸不適，不妨嘗試將頭稍微後仰，靠在窗戶或牆壁上。可交替收下巴與向上仰頭，稍作活動，頸部、肩膀與腰部便能立刻感到舒緩。

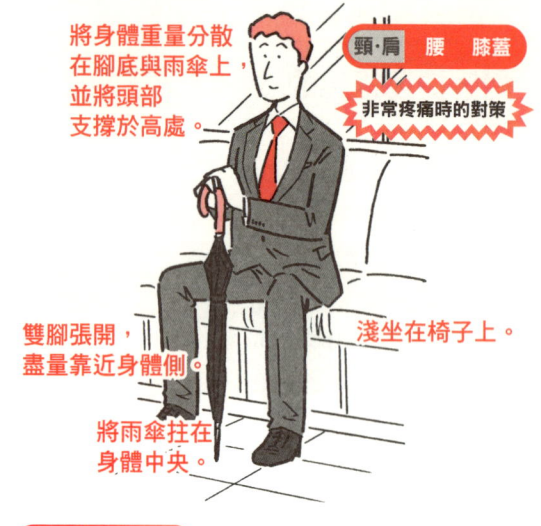

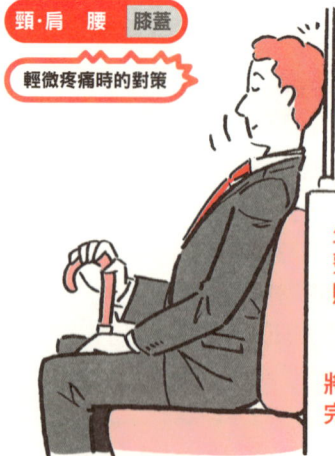

頸·肩　腰　膝蓋

輕微疼痛時的對策

後腦勺靠在窗戶或牆壁上，感覺頭部重量落在牆上。

坐著時整個背部貼緊椅背。

將整張椅墊完整坐滿。

使用手機會影響身體狀況

根據厚生勞動省「電腦作業疲勞調查」結果，約8成民眾因長時間使用電腦而出現身體疲勞或不適。

許多人習慣在捷運上滑手機，但能隨時留意姿勢的人卻不多。

使用手機的動作與電腦相似，皆會將手臂伸向身體前方，導致頭部前傾，使頸、肩、背容易疲勞。肩頸僵硬的原因，或許正是來自過度使用手機。

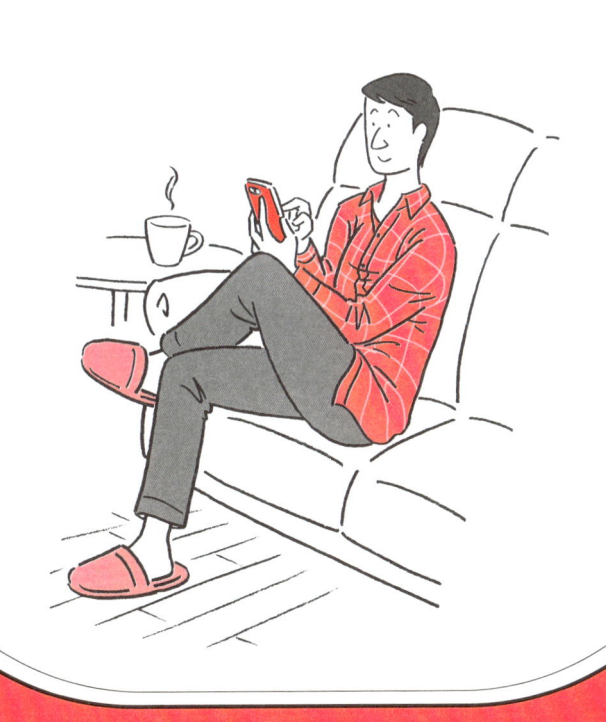

第 5 章

消除疼痛的
放鬆時光
日常動作

頸・肩　腰　膝蓋
非常疼痛時的對策

消除疼痛的
日常動作
25
站著使用手機

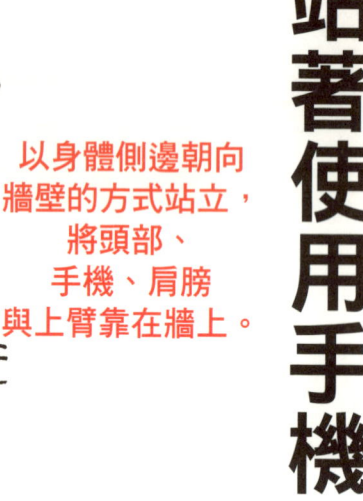

以身體側邊朝向
牆壁的方式站立，
將頭部、
手機、肩膀
與上臂靠在牆上。

將重心放在
健康側的腳上，
同時使用手機。

消除疼痛的訣竅

靠著牆壁減輕重心造成的負擔

身體側邊靠牆，姿勢更顯自然

使用手機時，還得思考如何支撐沉重的頭部。此時最好的對策，就是將身體靠在牆上。若是正面朝牆、頭部直接靠上去，姿勢看起來可能過於奇怪；但若改為身體側邊靠牆，就自然許多。站姿可依個人情況調整，請嘗試採取最不會引發疼痛的姿勢靠牆。

90

第5章　消除疼痛的放鬆時光日常動作

> 消除疼痛的訣竅

請務必嘗試的使用手機姿勢

比起讓頭和肩膀直接貼牆，採斜角站姿、讓腰部靠牆反而更輕鬆。等人時也可以這麼做，建議大家試試看。

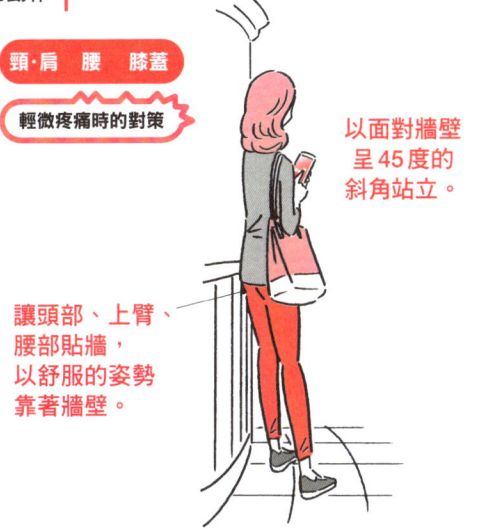

頸・肩　腰　膝蓋
輕微疼痛時的對策

以面對牆壁呈45度的斜角站立。

讓頭部、上臂、腰部貼牆，以舒服的姿勢靠著牆壁。

> 消除疼痛的訣竅

不疲累的使用手機姿勢，同時還能瘦小腹！

使用手機時，比起用手腕調整手機角度，更建議調整整個手臂的角度，這樣不僅視線更清楚，手臂與肩膀也比較不會疲勞。如果小腹容易突出，建議同時用力向內收緊腹部。

盡量將手機拿高一點。

手臂貼著胸部來支撐手機。

頸・肩　腰　膝蓋
不疼痛時的對策

稍微將腰部向前推出。

若感覺腰痛，可嘗試夾緊臀部。

腳尖略為張開，雙腳前後錯開站立。

使用手機的動作造成疼痛的原因

常見許多人以「肩頸不會僵硬才奇怪」的姿勢使用手機。由於多數人都是無意識地維持這種姿勢，因此並未察覺這正是造成不適的主因（＝難以改善），這也是最棘手的地方。

即便尚未出現僵硬或疼痛，在使用手機時，也請隨時注意如何支撐頭部重量。這樣的意識將有助於您明顯感受到身心狀態的改善。

頸・肩　腰　膝蓋

輕微疼痛時的對策

將背部，甚至是頭部，靠在椅背上。

使用手機時，蹺腳並以上方的腳作為手機支架。

消除疼痛的日常動作

26 坐著使用手機

善用椅背、手腳等一起支撐身體

消除疼痛的訣竅

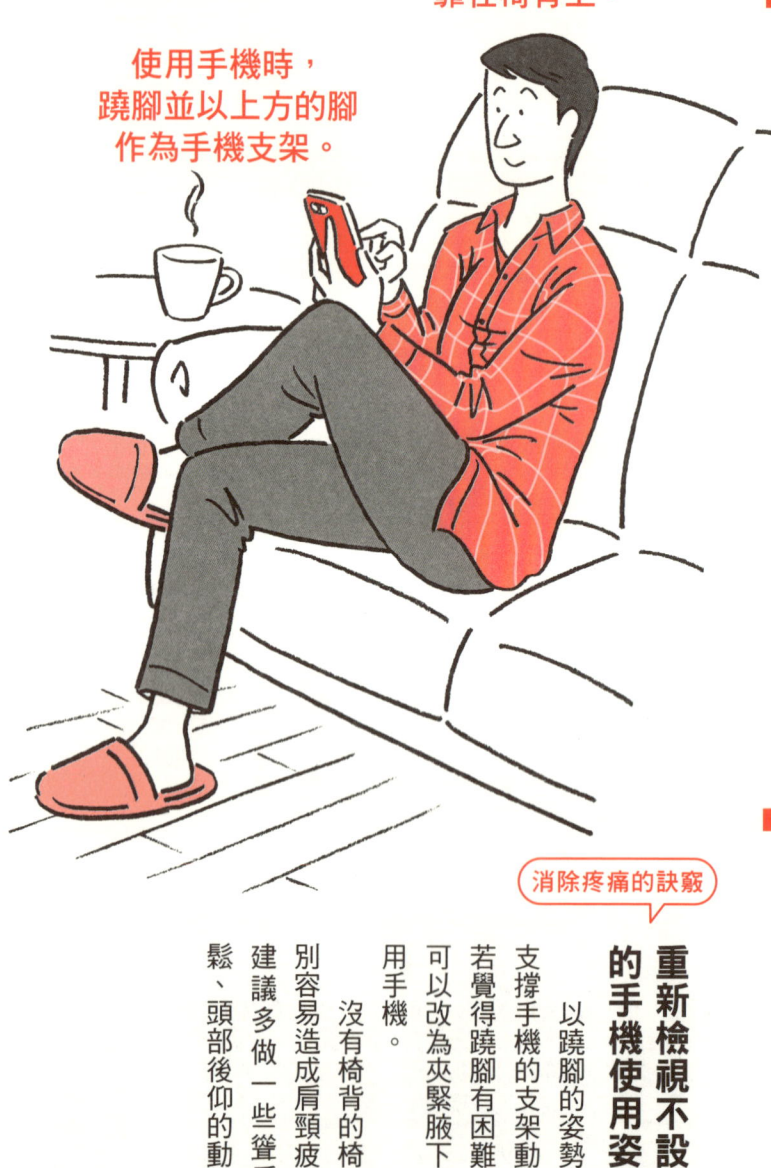

重新檢視不設防的手機使用姿勢

以蹺腳的姿勢作為支撐手機的支架動作。若覺得蹺腳有困難，也可以改為夾緊腋下來使用手機。

沒有椅背的椅子特別容易造成肩頸疲勞，建議多做一些聳肩放鬆、頭部後仰的動作。

92

第5章　消除疼痛的放鬆時光日常動作

> 消除疼痛的訣竅

左右移動一下手機，身體輕鬆許多

只要稍微左右移動手機位置，就能有效減輕身體的負擔。

雙腳著地支撐身體，讓頭部維持在高處、避免下垂。

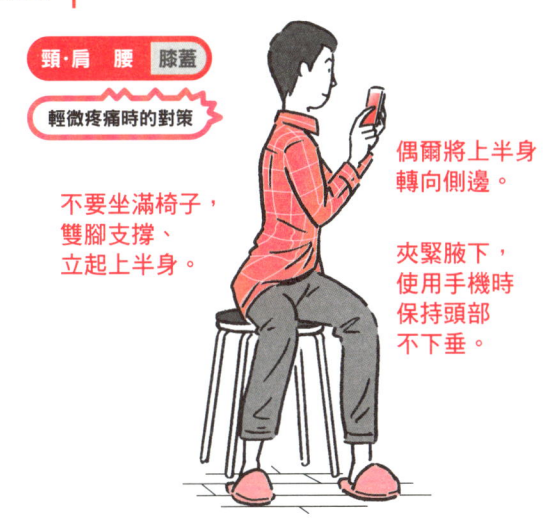

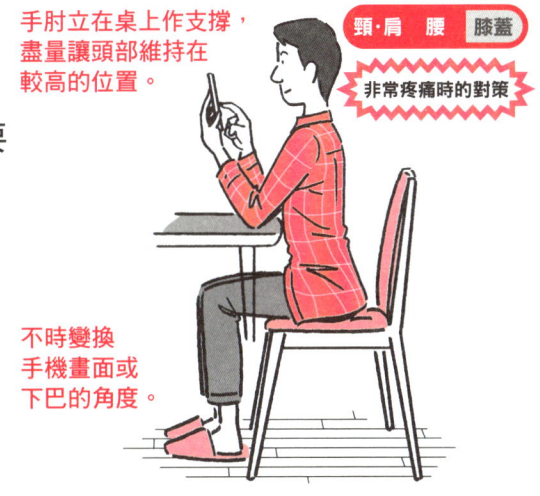

頸・肩　腰　膝蓋
輕微疼痛時的對策

不要坐滿椅子，雙腳支撐、立起上半身。

偶爾將上半身轉向側邊。

夾緊腋下，使用手機時保持頭部不下垂。

> 消除疼痛的訣竅

支撐點、臉部方向、頭部位置都非常重要

最舒服的姿勢會隨著桌椅高度而改變。當身體出現疼痛或僵硬時，請牢記「增加支撐點」與「提高頭部位置」這兩個基本原則，並隨時調整下巴角度。

手肘立在桌上作支撐，盡量讓頭部維持在較高的位置。

頸・肩　腰　膝蓋
非常疼痛時的對策

不時變換手機畫面或下巴的角度。

坐著使用手機對腰部的負擔比較大！

比起站著使用手機，坐著其實對腰部的負擔更大。

請盡量選擇有椅背的椅子，並善用牆壁或桌子作為額外支撐點。

另一方面，許多人在使用手機時容易長時間維持相同姿勢，無論在哪種情況下，都要避免久坐不動。

請務必記得「疲累就是疼痛的根源」。

93

| 頸・肩 | 腰 | 膝蓋 |

非常疼痛時的對策

消除疼痛的
日常動作

27

躺著使用手機

躺下時將頭枕在床緣，
不使用枕頭，
讓頭部自然懸空。

一隻手貼於床上
支撐手機，
一隻手使用手機。

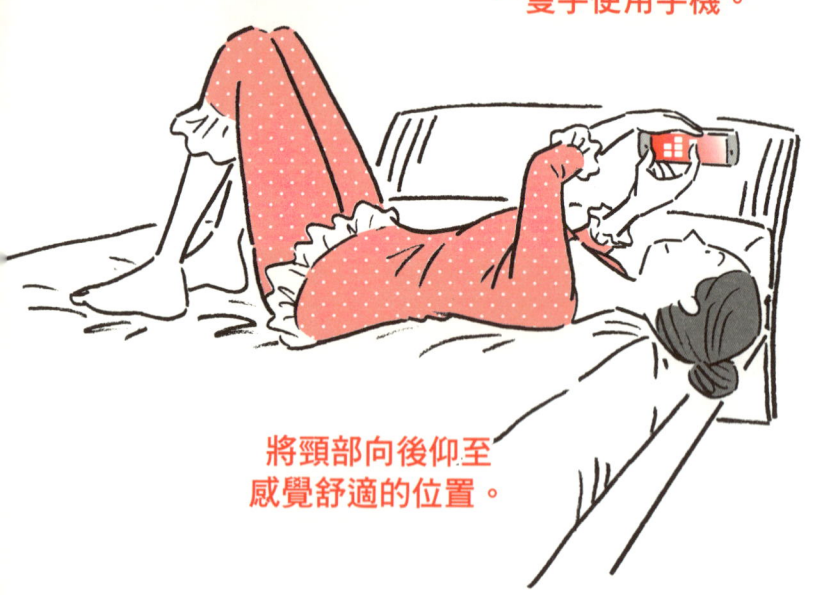

將頸部向後仰至
感覺舒適的位置。

消除疼痛的訣竅

利用床邊與重力消除頸部疲勞

利用頭部重量代替按摩

躺著使用手機不容易造成肩膀僵硬，還能舒緩頸部疲勞，可說是一種不錯的使用姿勢。

若沒有出現疼痛，建議可先將頭部大幅後仰，確認感覺舒適後，再略微縮小後仰角度。

基本上，頸部可直接向後仰，也可以略為傾向斜後方。長期操作下來，甚至還能省下一筆按摩費用。

94

第5章　消除疼痛的放鬆時光日常動作

> 消除疼痛的訣竅

有時肩膀僵硬是來自手臂疲勞

側臥時將手機立在腳邊使用。光是不用抬高手臂使用手機，就能有效減輕因手臂疲勞導致的肩膀僵硬。

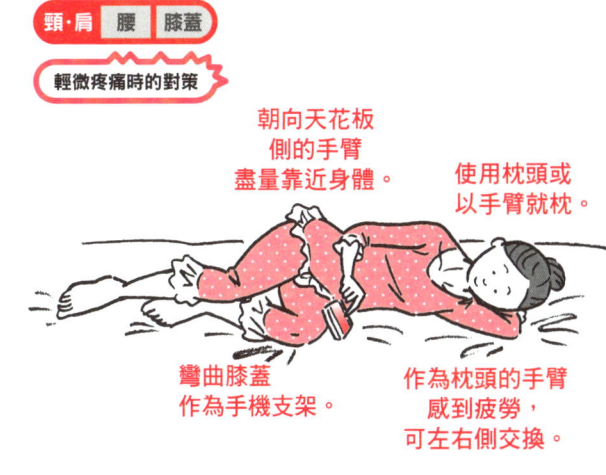

頸・肩 腰 膝蓋
輕微疼痛時的對策

- 朝向天花板側的手臂盡量靠近身體。
- 使用枕頭或以手臂就枕。
- 彎曲膝蓋作為手機支架。
- 作為枕頭的手臂感到疲勞，可左右側交換。

> 消除疼痛的訣竅

側臥不舒服時，改成仰臥姿勢

長時間維持同一姿勢，對身體會造成不小的負擔。

尤其是睡眠品質不佳的人，更需注意睡前使用手機的姿勢，並有意識地適時變換姿勢。

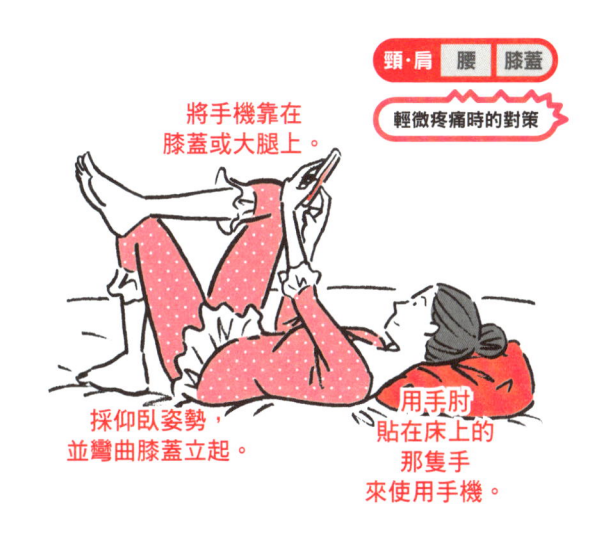

頸・肩 腰 膝蓋
輕微疼痛時的對策

- 將手機靠在膝蓋或大腿上。
- 採仰臥姿勢，並彎曲膝蓋立起。
- 用手肘貼在床上的那隻手來使用手機。

躺著使用手機的注意事項

躺臥時不必支撐沉重的頭部，對頸部、肩膀、腰部與膝蓋的負擔自然大幅減輕。

但若長時間讓手臂受壓，則容易導致使用手機的手臂、肩膀與頸部感到疲勞。

躺著使用手機時，建議「增加支撐點」來減輕負擔。善用擺脫重力束縛的優勢，有助於養成更不易感到疲累的使用習慣。

95

| 頸・肩 | 腰 | 膝蓋 |

輕微疼痛時的對策

消除疼痛的日常動作

28 上廁所

推壓牆壁作為支撐的同時站立與坐下

雙手撐在牆壁上支撐身體。

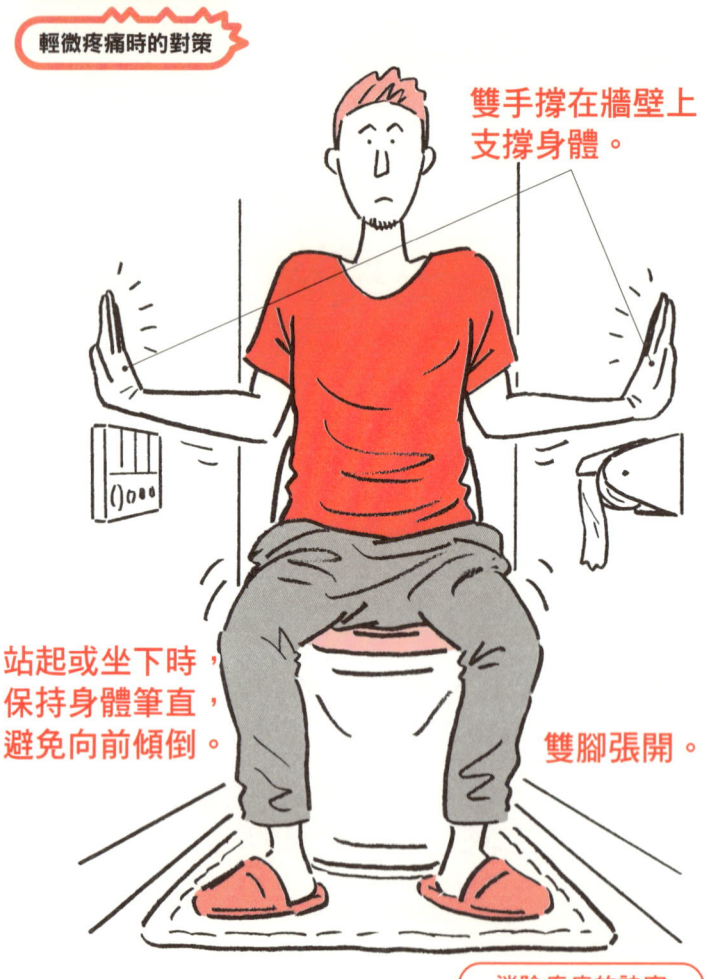

站起或坐下時，保持身體筆直，避免向前傾倒。

雙腳張開。

消除疼痛的訣竅

只是用雙手撐住，便能有效預防疼痛

感覺腰痠或出現輕微疼痛時，請不要嫌麻煩，務必盡快採取保護腰部的動作。

光是用雙手撐住牆壁，就能在站立與坐下時避免出現疼痛。若雙手無法觸及兩側牆面，也可改撐在大腿或便座上作為支撐，並盡量讓動作維持垂直方向上下移動。

第5章　消除疼痛的放鬆時光日常動作

消除疼痛的訣竅

抓握扶手較高處

若身邊有扶手，抓握扶手會比將雙手撐在牆上來得輕鬆。

另外，若腰痛較為嚴重，不要將內褲拉太低也是一項重要訣竅。

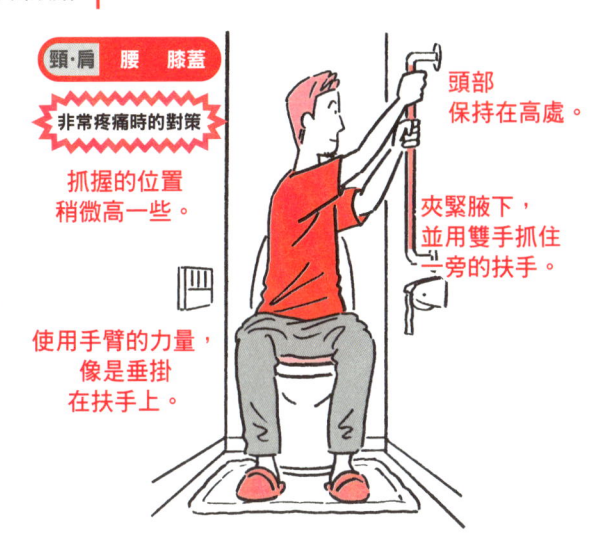

頸・肩　腰　膝蓋

非常疼痛時的對策

抓握的位置稍微高一些。

使用手臂的力量，像是垂掛在扶手上。

頭部保持在高處。

夾緊腋下，並用雙手抓住旁的扶手。

消除疼痛的訣竅

在廁所裡保養膝蓋

這個動作主要是為了鍛鍊保護膝蓋的大腿肌肉。若抬腳時感到腰痛或膝蓋痛，可改為進行具有軟骨再生效果的抖腳動作。

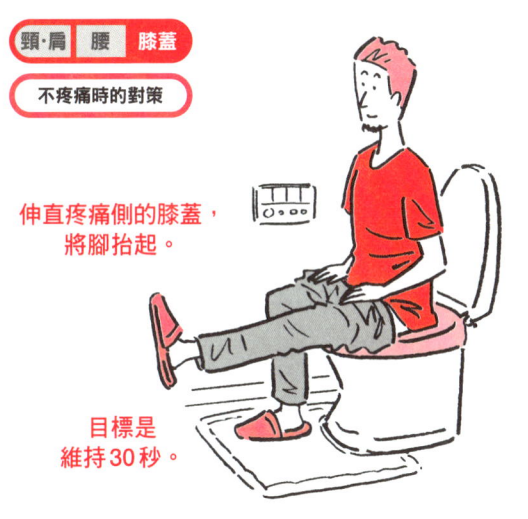

頸・肩　腰　膝蓋

不疼痛時的對策

伸直疼痛側的膝蓋，將腳抬起。

目標是維持30秒。

疼痛強烈時，採取保護腰部的動作！

腰痛發作時，如廁時的站立與坐下動作會變得格外辛苦。

只要出現「呃！」的感覺，請立刻換為保護腰部的動作。

將雙手撐在大腿或便座上再站起，不僅可應用於如廁時，在無扶手的場所也能派上用場。請記住這個方法，絕對不會吃虧，這樣的保護姿勢也有助於預防未來的疼痛發生。

97

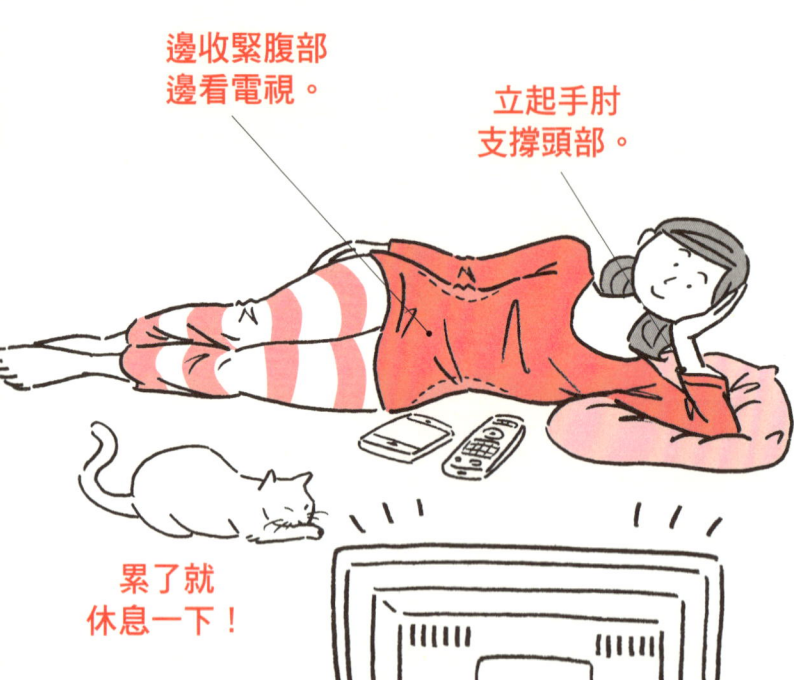

頸・肩　腰　膝蓋

輕微疼痛時的對策

消除疼痛的日常動作

29

躺臥看電視

邊收緊腹部邊看電視。

立起手肘支撐頭部。

累了就休息一下！

躺臥在床也別忘記支撐頭部

適合走路時會感到腰痛或膝蓋痛的人

走路時若逐漸感到腰痛或膝蓋痛，建議持續向內收緊腹部，以積極提升肌肉的耐力。

消除疼痛的訣竅

這項向內收緊腹部的訓練負荷不大，適合輕鬆且長時間進行。利用自身肌肉如同束腹腰帶般穩定骨盆周圍，可有效減輕關節負擔。

98

第5章　消除疼痛的放鬆時光日常動作

消除疼痛的訣竅

對令人煩惱的小腹也具有改善效果！

請特別注意，若向內收緊腹部的力道太小，反而容易導致腰部反折，增加負擔。操作後若感覺腰部痠痛，請立即停止。

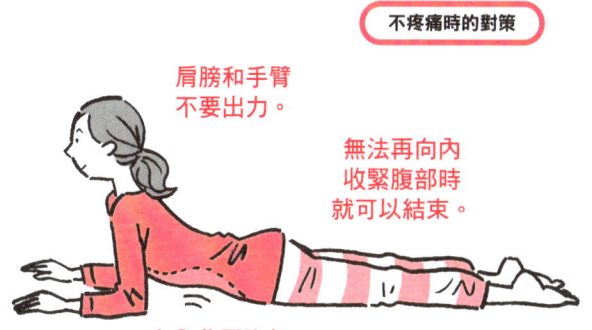

頸・肩　腰　膝蓋

不疼痛時的對策

肩膀和手臂不要出力。

無法再向內收緊腹部時就可以結束。

向內收緊腹部，使上半身到下腹部一帶離開地板。

消除疼痛的訣竅

適合經常搬運重物的人

搬運重物時，需同時運用全身肌肉，並讓腹部出力。以更大力量將腹部向內收緊、提升腹內壓力，有助鍛鍊保護腰部與膝蓋的肌肉。

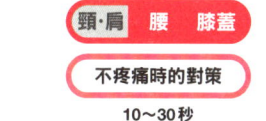

頸・肩　腰　膝蓋

不疼痛時的對策

10～30秒

讓身體呈く字形。

如果覺得吃力，請抬高臀部。

像將內臟和脂肪往腹部內側推壓般向內收緊腹部。

「向內收緊」與「腹部出力」並不同

這說起來有點專業，但「將腹部向內收緊」與「讓腹部出力」這兩種動作所使用的肌肉方式並不一樣。

舉例來說，舉重選手在舉起槓鈴的瞬間，並不是將腹部向內收緊，而是用力將腹部向外推出。

附帶一提，想要將腹部向外推出，前提是必須具備能將腹部向內收緊的力量。

99

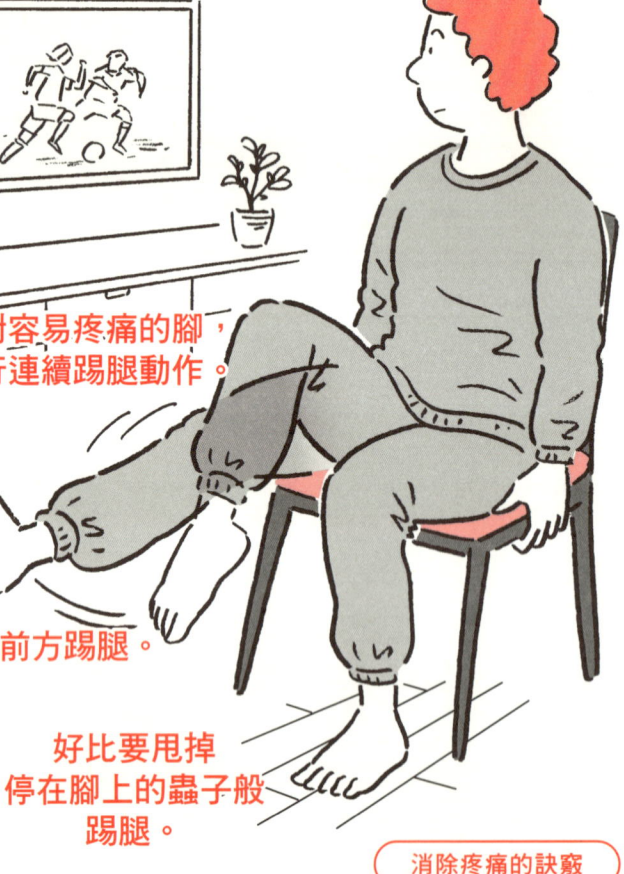

| 頸・肩 | 腰 | 膝蓋 |

輕微疼痛時的對策

消除疼痛的日常動作
30
坐著看電視

小小的踢腿動作打造行走一輩子的雙腳

針對容易疼痛的腳，進行連續踢腿動作。

往正前方踢腿。

好比要甩掉停在腳上的蟲子般踢腿。

消除疼痛的訣竅

釋放關節所承受的壓力！

腰椎受到壓迫時，容易造成椎間盤等部位的變形。同樣道理，膝關節也會受到體重壓迫，因此操作時請想像正在放鬆關節的壓力。

請每天邊看電視邊在不會感到疲勞的程度範圍內進行操作。若操作後感到些許疼痛，請立即停止。

100

第5章　消除疼痛的放鬆時光日常動作

消除疼痛的訣竅

按壓後感到舒服，是對身體有益的證據

頸‧肩　腰　**膝蓋**

非常疼痛時的對策

鍛鍊大腿肌肉是膝蓋痛的運動療法之一。如果身體已累積不少疲勞，比起鍛鍊，更應該優先保護膝關節周圍的肌肉。

以髕骨上方和膝蓋內側為中心進行揉壓。

以痠痛中帶有舒服感的部位為主。

盡量避開感到刺痛的部位。

消除疼痛的訣竅

抖腳對身體健康有益！

頸‧肩　**腰**　**膝蓋**

非常疼痛時的對策

抖腳向來給人輕浮、不正經的印象，但其實這是有助於修復受損組織的動作。希望大家可以在車裡等無法移動的狀態下嘗試操作。

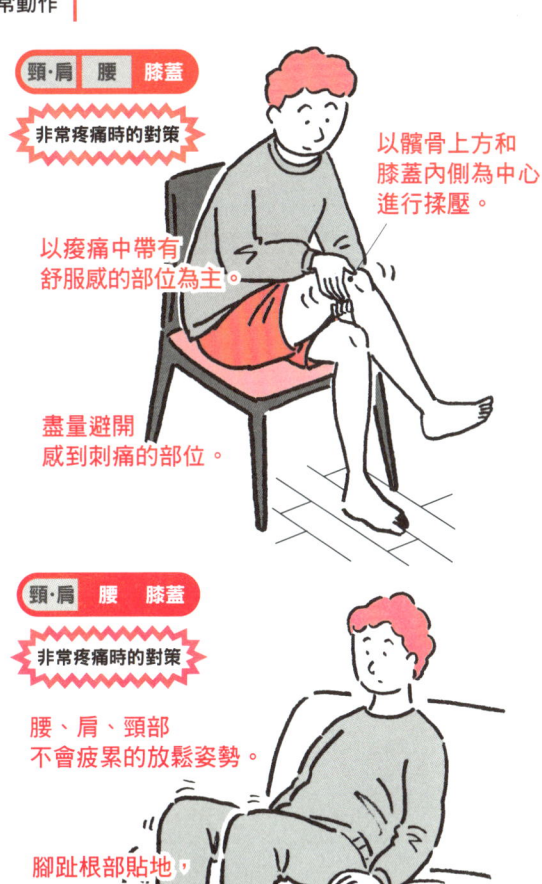

腰、肩、頸部不會疲累的放鬆姿勢。

腳趾根部貼地，腳跟小幅度上下移動。

以容易疼痛的腳為中心。

絕對不可以「忍著疼痛」！

膝蓋疼痛時，害怕活動身體是人之常情。但愈不活動，反而會讓活動所需的肌力逐漸衰退。

那麼，究竟應該怎麼做才好呢？正確答案是操作「不會引起疼痛的動作」。當操作保護腰部的動作讓腰部恢復健康時，附加價值是膝蓋所承受的負擔也會跟著減輕。但請千萬注意，絕對不要忍著疼痛強行活動身體。

column

日常動作是最佳運動療法

　　這是我在骨科參與運動療法時的經歷。有些患者是在參加健走活動後，膝蓋開始出現疼痛現象；有些患者則是在進行治療腰痛的體操後，疼痛情況惡化。原本是基於促進健康而進行運動，最終卻因為身體疼痛而不得不前往醫院就診。

　　即便是平時經常鍛鍊的職業運動選手，一旦身體某個特定部位承受過度負擔，同樣也容易引發疼痛，因此大家要小心，別將「運動＝對身體有益」視為理所當然的刻板印象。

　　身體狀況因人而異，這世上沒有一種方法能適用於所有人。就算是操作相同動作，對Ａ可能有效，對Ｂ卻可能產生反效果。

　　為了避免出現這樣的情況，感覺疼痛時應立即停止操作。配合自己身體的生理步調，選擇一些讓人感覺「輕鬆」、「舒服」的動作。這樣才是能夠盡快擺脫疼痛的最佳運動療法。

第 **6** 章

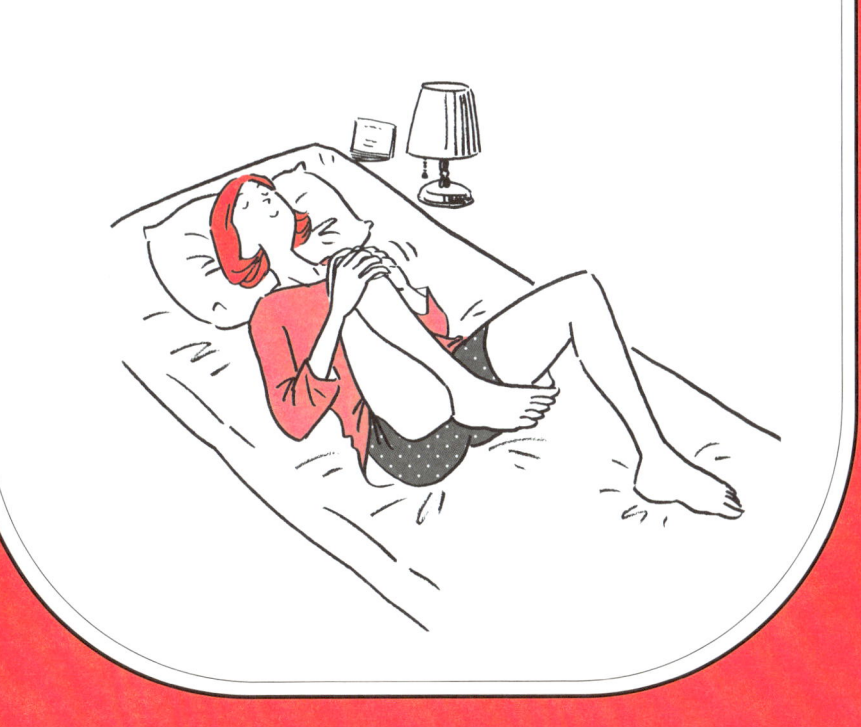

消除疼痛的
睡覺、起身
日常動作

| 頸·肩 | 腰 | 膝蓋 |

輕微疼痛時的對策

消除疼痛的日常動作

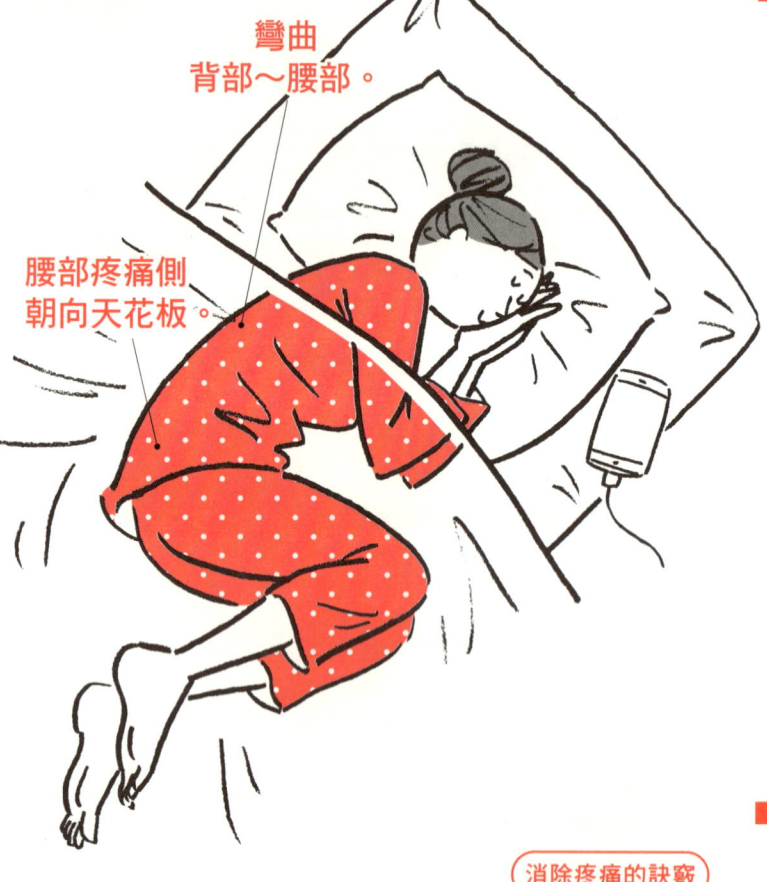

31 側睡

彎曲背部～腰部。

腰部疼痛側朝向天花板。

疼痛側的腰部朝上，有助於減輕疼痛

消除疼痛的訣竅

側臥並找出疼痛部位！

側睡時若將疼痛較劇烈的一側壓在下方，再加上身體重量，不僅會加劇疼痛，也會產生不適的壓迫感。

必須先找出疼痛是出現在腰部的右側、左側，亦或是整個腰部，這樣才能採取不會引發疼痛的姿勢與動作，進而加快復原速度。

104

第6章 消除疼痛的睡覺、起身日常動作

> 消除疼痛的訣竅

雙腳錯開，尋找最舒服的位置

針對靠近天花板一側的腳，只要改變膝蓋的位置與伸展程度，腰部的伸展方式也會跟著改變。請嘗試緩慢移動，找出「這樣最舒服」的位置。

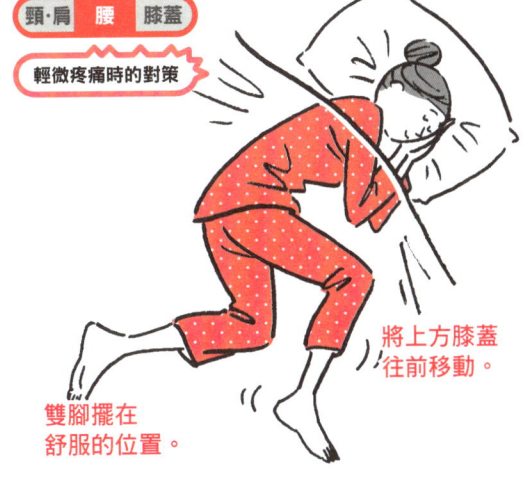

頸‧肩 腰 膝蓋
輕微疼痛時的對策

將上方膝蓋往前移動。

雙腳擺在舒服的位置。

> 消除疼痛的訣竅

劇烈腰痛時，善用抱枕

抱著抱枕，將身體靠在上面，這樣可以一口氣增加許多支撐點，身體也會更輕鬆。家裡若沒有抱枕，可以使用棉被代替。

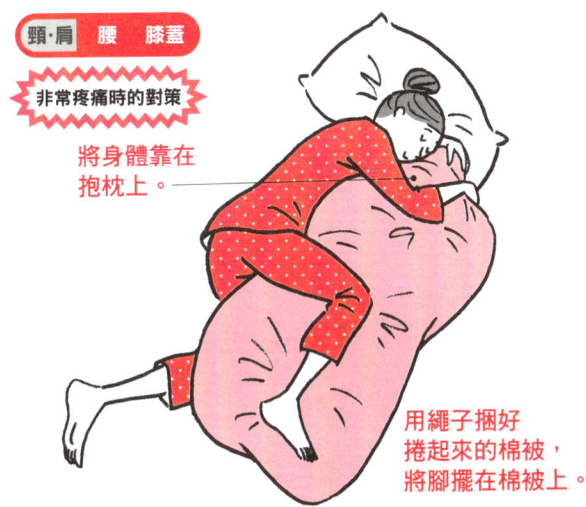

頸‧肩 腰 膝蓋
非常疼痛時的對策

將身體靠在抱枕上。

用繩子捆好捲起來的棉被，將腳擺在棉被上。

舒服的好夥伴，安眠得力助手

讓人一躺下去就舒服到站不起來的懶骨頭，曾經以「一秒變廢人」的廣告標語而蔚為話題。懶骨頭為什麼這麼舒服，主要是因為裡面有許多細小珠粒，能夠非常伏貼地包覆整個身體，帶來無比舒暢感。家裡沒有懶骨頭也沒關係，可以拿多餘的棉被捲起來使用。抱著睡非常輕鬆舒服。

105

頸・肩　腰　膝蓋

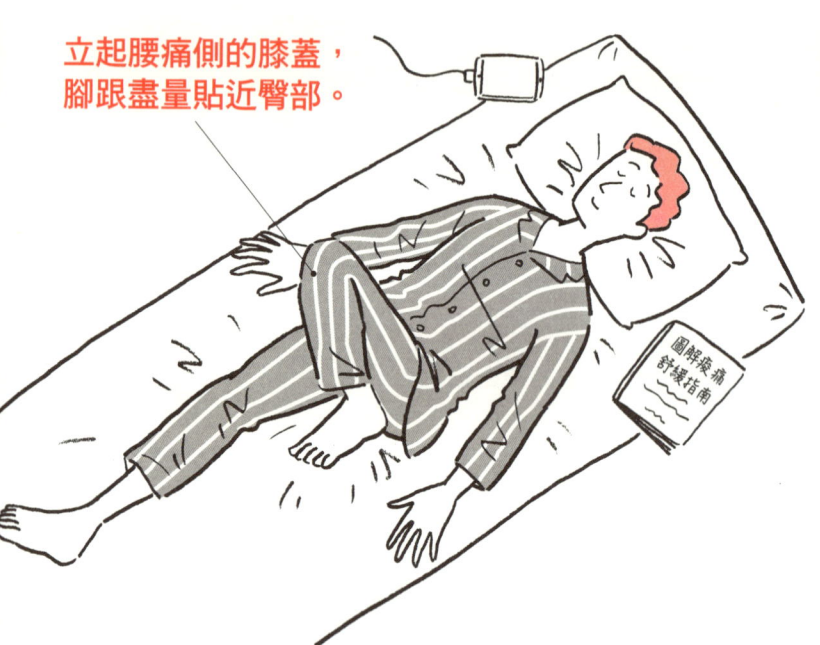

輕微疼痛時的對策

消除疼痛的日常動作

32 仰睡

立起腰痛側的膝蓋，腳跟盡量貼近臀部。

彎曲並立起膝蓋以增加支撐點

仰睡時彎曲並立起膝蓋，讓腳跟靠近臀部，透過在腰部附近增加支撐點的方式來減輕腰部負擔。

可以同時立起雙膝、稍微張開雙腳，或輪流立起單側膝蓋，即便同樣都是仰睡，也能透過調整成最舒服的姿勢來減輕疼痛，幫助順利入眠。

消除疼痛的訣竅

腳跟貼近臀部，減輕腰部負擔！

106

第6章　消除疼痛的睡覺、起身日常動作

消除疼痛的訣竅

在膝蓋下方夾枕頭、棉被

頸·肩　**腰**　膝蓋

非常疼痛時的對策

過去在骨科的診療床上，常會在患者膝蓋下方擺放一個較硬的三角形靠墊。光是這個小動作，就能讓身體舒服許多。除了腰痛的人，也推薦膝蓋不舒服的人嘗試看看。

立起雙腳膝蓋，在膝蓋下方夾個枕頭或靠枕、棉被。

消除疼痛的訣竅

利用腳部重量讓髖關節舒服張開

頸·肩　**腰**　膝蓋

輕微疼痛時的對策

調整膝蓋彎曲角度，或是移動腳底，不需要想得太複雜，輕鬆找出能讓身體感到舒服的位置。

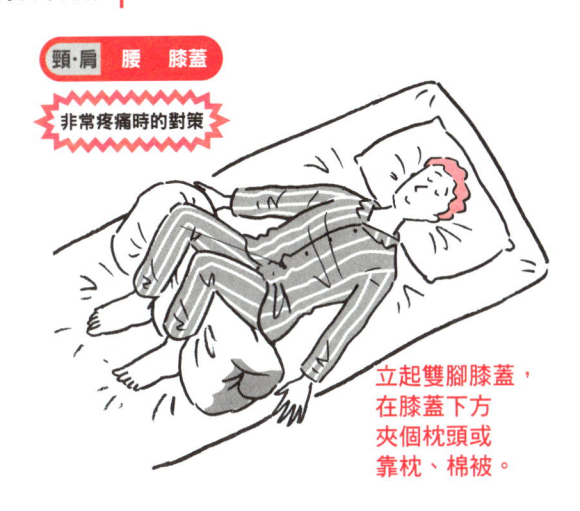

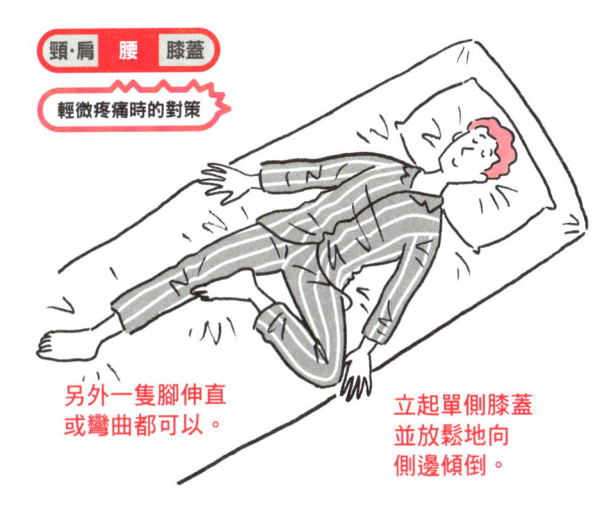

另外一隻腳伸直或彎曲都可以。

立起單側膝蓋並放鬆地向側邊傾倒。

靠自己的力量整脊復位

睡覺時，比起伸直雙腳，彎曲膝蓋更能放鬆腰部的緊繃，身體也會更舒服。可以在腳下放一條厚棉被，稍微墊高雙腿。

腰部疼痛代表骨盆附近的肌肉已感疲累，就像整脊復位師會將患者的身體往各個角度伸展一樣，自己也可以嘗試找出讓身體覺得最舒服的位置。「舒服輕鬆」的動作，有助於早日緩解疼痛。

頸・肩　腰　膝蓋

非常疼痛時的對策

消除疼痛的
日常動作

33

趴睡

將臉朝向抬高腳的方向。

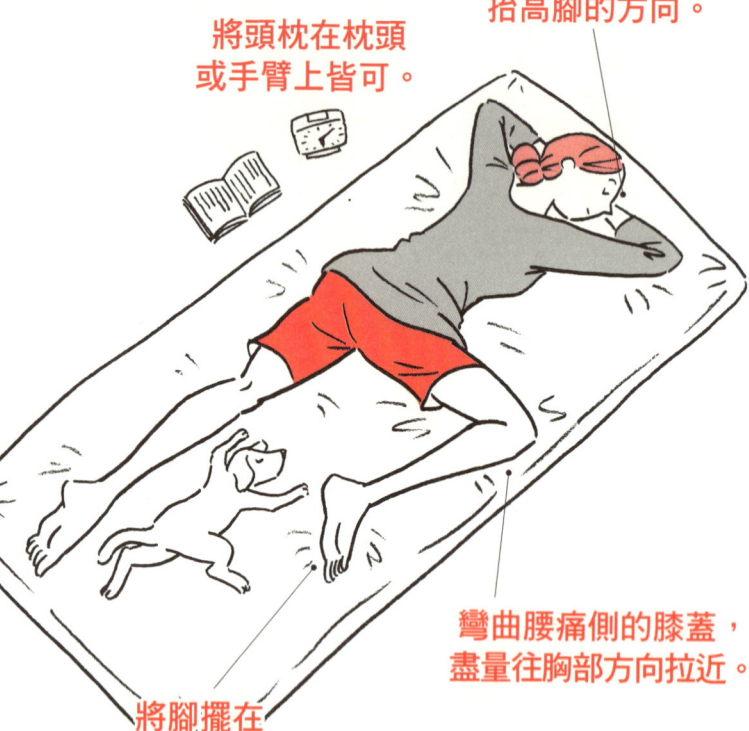

將頭枕在枕頭或手臂上皆可。

彎曲腰痛側的膝蓋，盡量往胸部方向拉近。

將腳擺在最舒服的位置。

消除疼痛的訣竅

緩解疼痛的放鬆青蛙腿姿勢

青蛙腿姿勢幫助輕鬆入睡

擺出青蛙腿姿勢時，請比較左右腳哪一側比較舒服。將右腳往身體方向拉近，可以放鬆右側腰部，所以如果拉近右腳時感覺比較舒服，可能是右側腰部有狀況。抬高、伸展腳的角度不同，所感受到的舒適程度也會有所差異。如果覺得很輕鬆舒服，直接以這樣的姿勢入睡也沒關係。

108

第6章 消除疼痛的睡覺、起身日常動作

> 消除疼痛的訣竅

腰痠睡不著時

這是一個簡化版的「牽引」動作，類似骨科常見的操作方式。當腰痛或腰痠時，就寢前稍作此動作，有助於明顯減輕腰部痠痛。

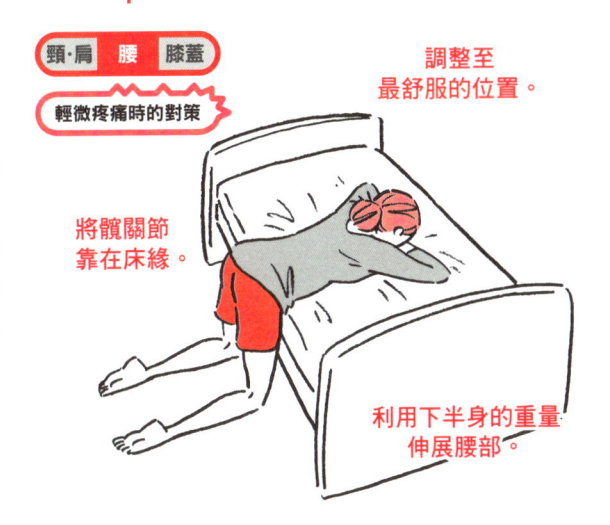

頸·肩　腰　膝蓋
輕微疼痛時的對策

- 調整至最舒服的位置。
- 將髖關節靠在床緣。
- 利用下半身的重量伸展腰部。

> 消除疼痛的訣竅

趴睡並將腳跟貼在一起

在趴睡時，比起伸直雙腿，彎曲膝蓋並將腳跟貼在一起的姿勢會更舒服。

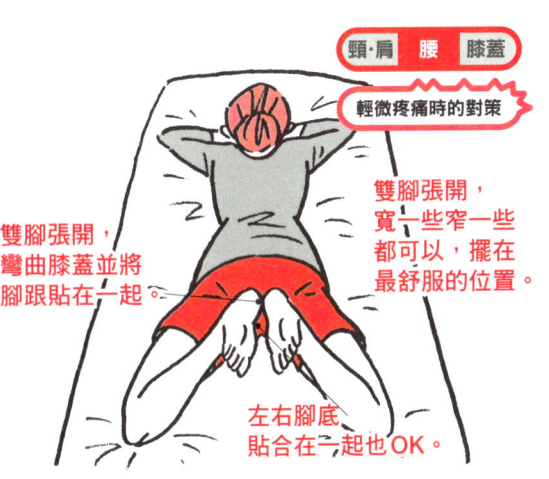

頸·肩　腰　膝蓋
輕微疼痛時的對策

- 雙腳張開，彎曲膝蓋並將腳跟貼在一起。
- 雙腳張開，寬一些窄一些都可以，擺在最舒服的位置。
- 左右腳底貼合在一起也OK。

建議作為日常保養

若操作腰痛體操仍無法有效改善，建議試試我多次試驗後摸索出的睡姿。

還不到明顯腰痛程度、僅感到些微腰痠時，也可以嘗試看看。

多掌握幾種趴睡狀態下的舒緩動作，有助於減少因身體不適而頻繁翻身的情況。

不要讓辛苦一整天的腰部疲勞延續到隔天！這一點非常重要。

109

| 頸・肩 | 腰 | 膝蓋 |

非常疼痛時的對策

消除疼痛的
日常動作
34
調整骨盆

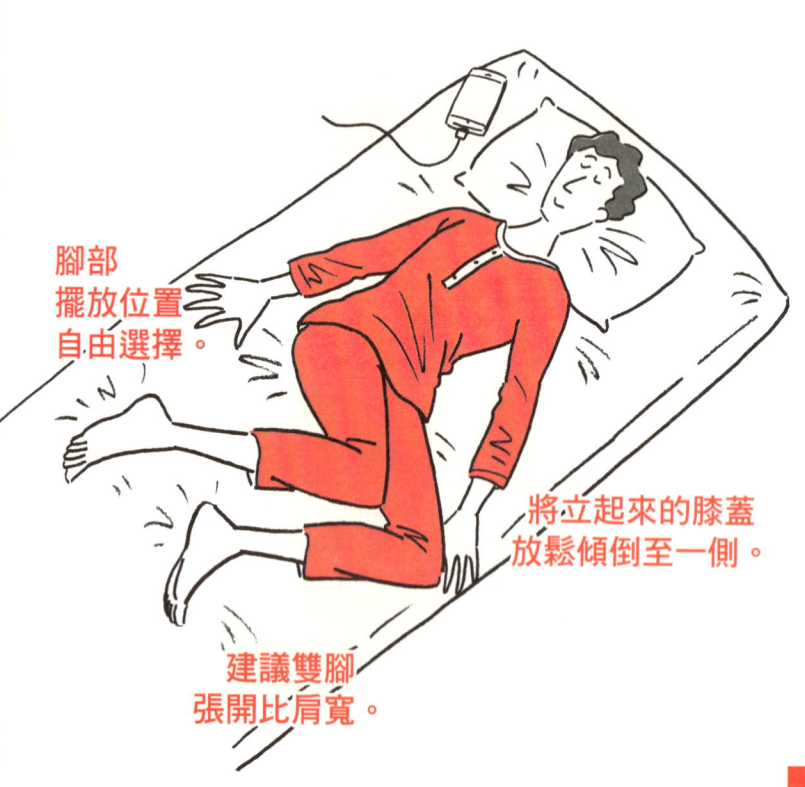

腳部
擺放位置
自由選擇。

將立起來的膝蓋
放鬆傾倒至一側。

建議雙腳
張開比肩寬。

消除疼痛的訣竅

**放鬆不施力，
舒服又療癒**

將立起來的雙側膝蓋放鬆地向左右側傾倒

這是一個將立起來的膝蓋放鬆傾倒的伸展動作。請放鬆、不要用力。雙腳張開的程度會影響腰部的伸展方式，所帶來的舒適感也會不同。請嘗試將膝蓋向左右兩側傾倒，比較哪一側較舒服，然後以較舒服的那一側為主，充分進行伸展。

也推薦在翻身前操作這個動作。

110

第6章 消除疼痛的睡覺、起身日常動作

> 消除疼痛的訣竅

靠自己的力量強化腰部肌肉

若實在無法將腹部向內收緊，請配合吐氣進行。用力收緊腹部會對腰部產生作用，請在不會造成疼痛的範圍內進行。

頸・肩　腰　膝蓋

不疼痛時的對策

10～30秒

先採取仰臥姿勢，將兩側膝蓋向側邊傾倒後，用力向內收緊腹部。

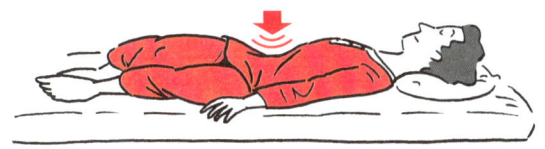

自行調整腳部寬度，朝向左右哪一側皆可。

不要憋氣，重覆操作數次。

> 消除疼痛的訣竅

對肩頸僵硬有令人驚訝的放鬆效果

若重點在於改善頸部僵硬，只需將頸部向後傾倒，手臂則不要下垂。請注意，操作時間過長可能會引起暈眩。

頸・肩　腰　膝蓋

輕微疼痛時的對策

肩膀稍微突出於床緣外。

利用手臂重量伸展肩關節。

向左右側傾倒膝蓋，有助於伸展腰部。

雙手輕輕交握，用力伸展。

骨盆鬆弛是造成肌肉僵硬的原因

骨盆周圍的肌肉若出現左右不平衡，容易導致慢性僵硬，進而造成骨盆鬆弛或疼痛。

建議大家立即嘗試，在膝蓋向側邊傾倒的狀態下，伸展並放鬆腰部周圍的肌肉。不需要左右平均操作，而是以感覺較舒服的一側為主，仔細進行伸展。藉由消除僵硬來調整身體平衡。

111

| 頸・肩 | 腰 | 膝蓋 |

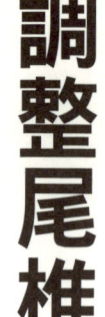

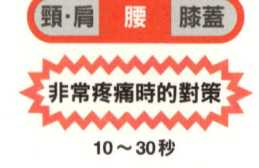

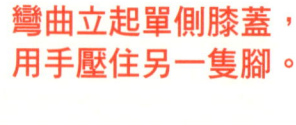

非常疼痛時的對策

10～30秒

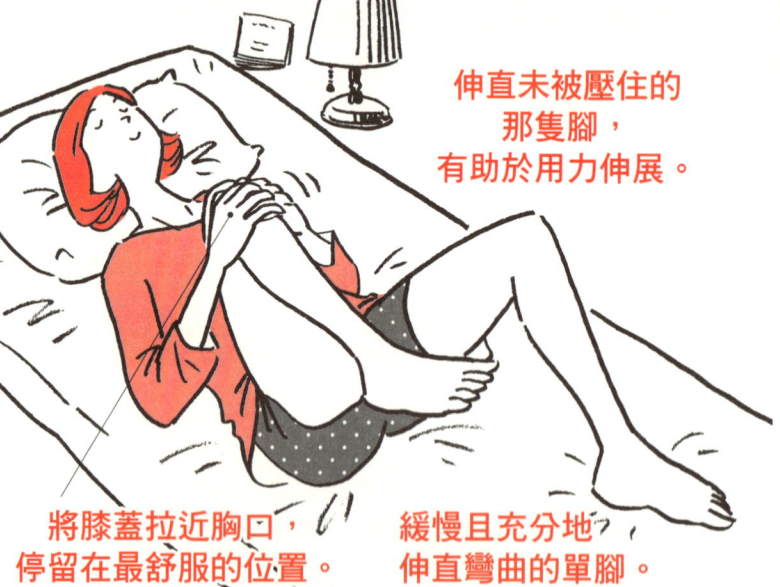

消除疼痛的
日常動作
35

調整尾椎

彎曲立起單側膝蓋，
用手壓住另一隻腳。

伸直未被壓住的
那隻腳，
有助於用力伸展。

將膝蓋拉近胸口，
停留在最舒服的位置。

緩慢且充分地
伸直彎曲的單腳。

消除疼痛的訣竅

雙腳都操作，
感覺舒服的那側
更加用心伸展

注意左右側差異，
消除腰部僵硬

這是一種從臀部延伸到腰部的伸展動作。若感覺痠痛，表示腰部周圍的肌肉可能已變得僵硬。請雙腳輪流操作，對感覺較舒服的那一側更加用心伸展。若並非感到舒服而是疼痛，請不要勉強操作，建議改採其他動作以舒緩不適。

112

第6章　消除疼痛的睡覺、起身日常動作

> 消除疼痛的訣竅

充分伸展腰部至臀部

在沒有強烈疼痛的情況下，建議可請家人跨坐在腳上，藉由他人的體重幫助伸展，能讓身體感覺更輕鬆舒適。

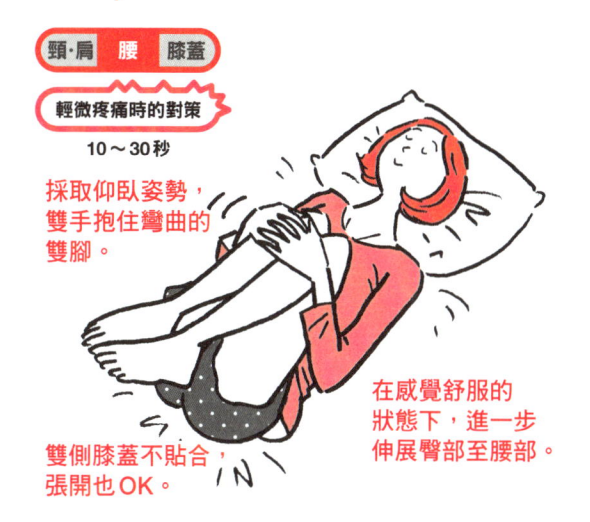

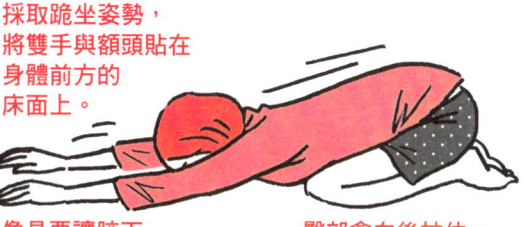

頸・肩　腰　膝蓋

輕微疼痛時的對策
10～30秒

採取仰臥姿勢，雙手抱住彎曲的雙腳。

在感覺舒服的狀態下，進一步伸展臀部至腰部。

雙側膝蓋不貼合，張開也OK。

> 消除疼痛的訣竅

推薦給能夠跪坐的人！

這個動作也有助於改善肩膀僵硬。別只注意腰和肩，將注意力集中在覺得舒服的部位，改善效果會更好。

頸・肩　腰　膝蓋

不疼痛時的對策
10～20秒

臀部向後拉伸，停留在最舒服的位置。

採取跪坐姿勢，將雙手與額頭貼在身體前方的床面上。

像是要讓腋下貼近床面的感覺。

臀部愈向後拉伸，腰部愈能達到伸展效果。

腰痛時不要用力伸展

我們會依照不同目的，選擇合適且有效的伸展方式。

然而在腰痛狀態下，若強行伸展，反而可能導致症狀惡化。不要因為急於改善而忍著疼痛持續操作。

千萬不要勉強，專注於讓身體感到輕鬆舒服的動作，症狀才會逐漸改善。

無論進行哪一種動作，都別忽略身體發出的訊號。

| 頸・肩 | 腰 | 膝蓋 |

非常疼痛時的對策

10秒

消除疼痛的
日常動作

36

夾緊臀部

雙腳張開與肩同寬，
彎曲立起雙側膝蓋。

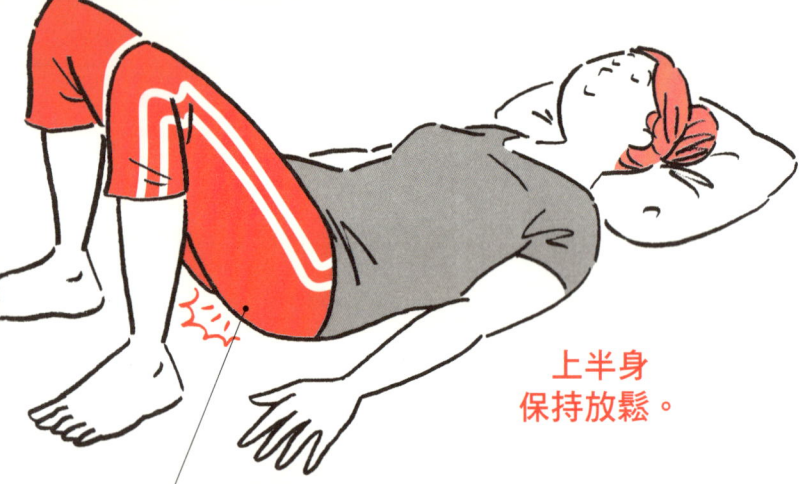

上半身
保持放鬆。

夾緊臀部5秒鐘，
再花5秒鐘
放鬆恢復至原位。

夾緊臀部，消除腰部疼痛

消除疼痛的訣竅

透過夾緊臀部來調整腰部關節

為了盡快消除疼痛，希望大家都能積極進行這項伸展動作。這個動作有助於調整承受壓力的腰部下方關節。若疼痛強烈，只需要稍微抬起臀部並輕輕夾緊即可。

如果在夾緊臀部的瞬間感覺疼痛加劇，請立刻停止，暫時不要繼續操作。

114

第 6 章　消除疼痛的睡覺、起身日常動作

> 消除疼痛的訣竅

像是用腰部後方推壓床的感覺

首先，嘗試邊吐氣邊向內收緊腹部。掌握收小腹的感覺後，再嘗試不依賴呼吸、主動將腹部向內收緊。習慣這個動作後，可以將手從腹部移開。

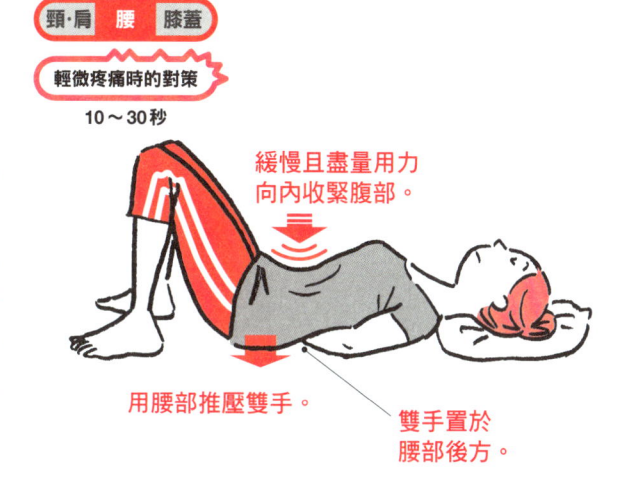

頸·肩　腰　膝蓋

輕微疼痛時的對策
10～30 秒

緩慢且盡量用力向內收緊腹部。

用腰部推壓雙手。

雙手置於腰部後方。

> 消除疼痛的訣竅

鍛鍊收緊腰部周圍的肌肉

這個動作的目的並非單純抬高臀部，而是同時收緊臀部與腹部肌肉，藉此強化腰部周圍的肌肉。

強化腰部周圍→減輕膝蓋負擔。

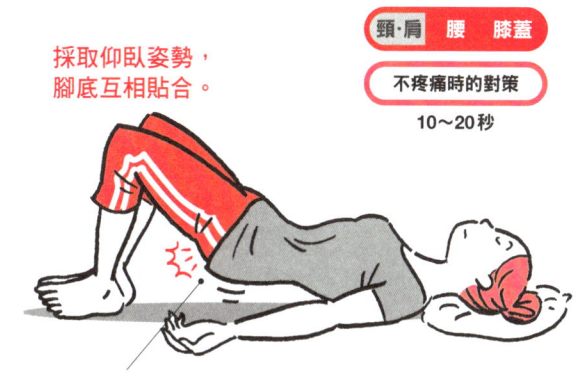

頸·肩　腰　膝蓋

不疼痛時的對策
10～20 秒

採取仰臥姿勢，腳底互相貼合。

向內收緊腹部，夾緊臀部並抬高。

維持 10～20 秒後，再輕輕放下臀部。

夾緊臀部，腰痛就會消失!?

這裡將針對「骨盆傾斜體操」進行分解與調整，幫助大家更容易操作這個有助於減輕腰痛的體操動作。

請大家先記住，夾緊臀部是可依自身腰部狀態調整的動作。

舉例來說，向內收緊腹部時可能會感到腰痛，但夾緊臀部反而有機會減輕疼痛。

此外，感到腰痠時也建議嘗試這個動作。

115

| 頸・肩 | 腰 | 膝蓋 |

輕微疼痛時的對策
10～30秒

消除疼痛的日常動作

37

搖晃腰部

彎曲立起膝蓋，搖晃腰部，像金魚一樣左右擺動。

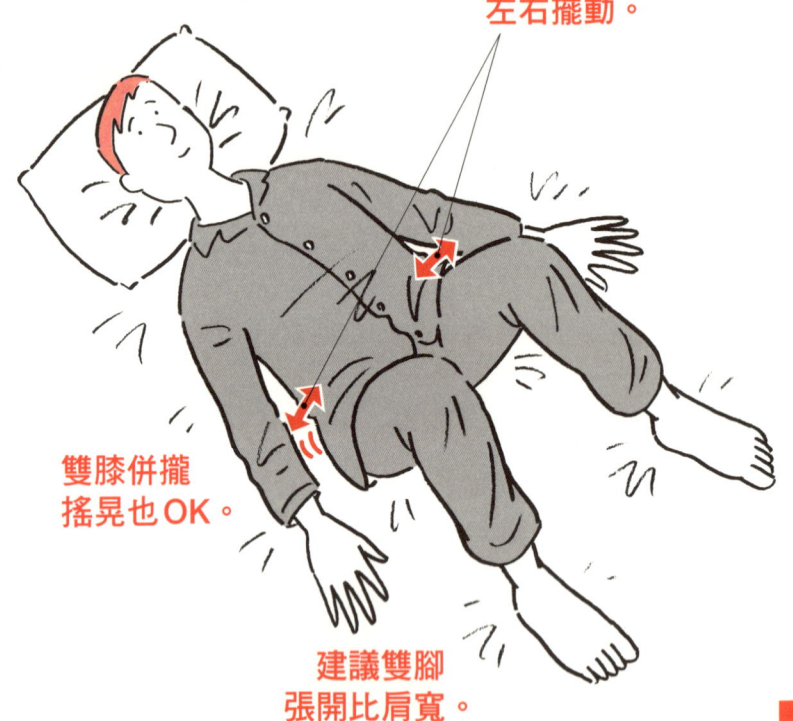

雙膝併攏搖晃也OK。

建議雙腳張開比肩寬。

消除疼痛的訣竅

適合初學者的簡單搖晃腰部動作

搖晃腰部的動作能促進血液循環，放鬆骨盆周圍的肌肉，進一步達到調整關節的效果。

尤其是骨盆周圍的深層肌肉，也就是身體深處的肌肉。只要消除這部位的疲勞，就能減輕腰部和膝蓋的負擔。

請試著輕輕搖晃身體，慢慢找出最讓自己感覺舒服的姿勢。

為了避免身體僵硬，時不時搖晃一下腰部

116

第6章 消除疼痛的睡覺、起身日常動作

消除疼痛的訣竅

雖然疼痛，卻也覺得很舒服！

有人表示雖然腰痛，但俯臥姿勢很舒服。建議可試著比較有使用枕頭和沒使用枕頭的情況，看哪一種比較合適。將枕頭放在胸口下方操作也沒問題。

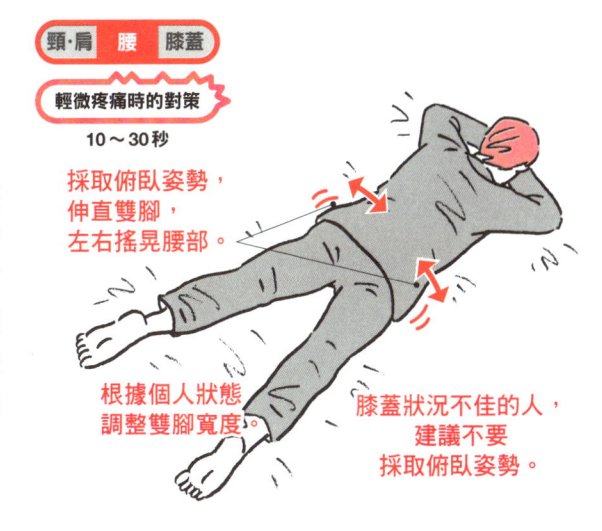

頸·肩 **腰** 膝蓋

輕微疼痛時的對策

10～30秒

採取俯臥姿勢，伸直雙腳，左右搖晃腰部。

根據個人狀態調整雙腳寬度。

膝蓋狀況不佳的人，建議不要採取俯臥姿勢。

消除疼痛的訣竅

腰部容易疲累最適合的搖晃動作

睡前操作，有助於隔天早上感覺腰部輕鬆；早上起床時操作，則能緩解剛起床時的不適。建議容易腰痠疲勞的人務必養成每天操作的習慣。

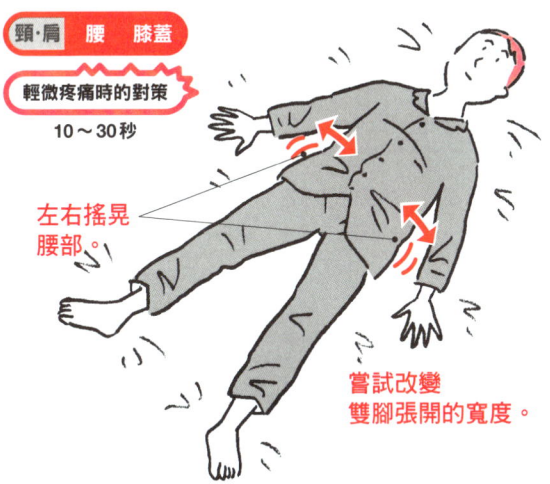

頸·肩 **腰** 膝蓋

輕微疼痛時的對策

10～30秒

左右搖晃腰部。

嘗試改變雙腳張開的寬度。

不費精力與時間，就能改善身體狀況

「搖晃身體」乍看之下不像運動，但從促進血液循環的角度來看，其實和運動有相同效果。我雖然不是每天操作，但也已持續進行搖晃腰部的動作超過30年。這個動作除了能讓腰部感覺輕鬆舒適，還能明顯改善整體身體狀況。考量到它不費精力、不佔時間，真的非常值得推薦給大家。

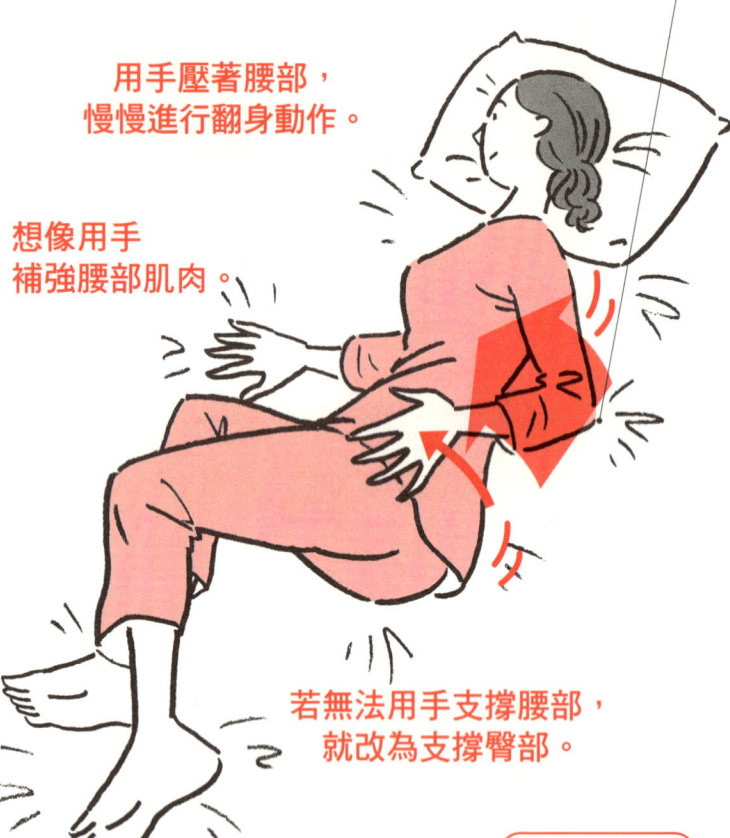

頸・肩　腰　膝蓋

非常疼痛時的對策

消除疼痛的
日常動作
38
翻身

手肘靠著床鋪。

用手壓著腰部，慢慢進行翻身動作。

想像用手補強腰部肌肉。

若無法用手支撐腰部，就改為支撐臀部。

用手支撐腰部和臀部，輕鬆移動身體

消除疼痛的訣竅

用手掌輔助腰部

腰痛時翻身是一件非常辛苦的事。

當腰痛到在床上也難以移動時，可以用手支撐腰部和臀部，然後慢慢移動身體，這樣應該會比較輕鬆。

在床上翻身或移動時，可以用手撐住床鋪並施加推力，努力撐過這段痛苦的時期。

118

第6章　消除疼痛的睡覺、起身日常動作

> 消除疼痛的訣竅

頸·肩　腰　膝蓋

> 輕微疼痛時的對策

想像用手翻轉身體的感覺

左側腰部不舒服的狀況下，從仰臥姿勢翻身為左側朝上。這時候以左手臂壓住床鋪，然後向右側翻身。

用手臂力量像是轉動身體般進行翻身動作。

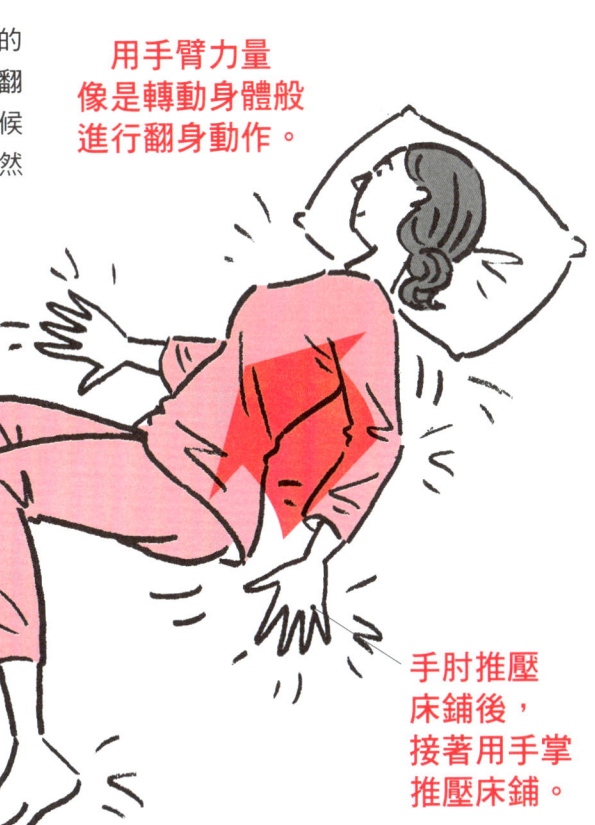

手肘推壓床鋪後，接著用手掌推壓床鋪。

休息也無法消除的疲勞之謎

睡一整天反而讓身體更累，大家是否曾經有這樣的經驗？

其實疲勞可分為「活動過度」和「活動不足」兩種。因忙碌而過度活動時，只要充分休息就能消除疲勞；但若是活動不足，則多因血液循環不良所致，反而更容易感到疲勞。

早上起床後依然覺得疲勞的話，建議檢查是否因翻身困難，導致血液循環不良。

| 頸・肩 | 腰 | 膝蓋 |

非常疼痛時的對策

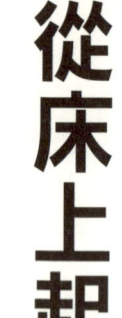

消除疼痛的日常動作

39

從床上起身

盡量讓頭部是最後一刻才離開床鋪。

夾緊兩側腋下，
雙手撐在床上，
用手臂力量推壓床鋪，
將身體撐起。

像伏地挺身一樣
夾緊腋下並撐起身體

消除疼痛的訣竅

**起身動作
出乎意料地輕鬆**

　腰痛時，從床上起身也是一件苦差事。若手臂和胸部肌肉夠有力，一口氣坐起來反而可能比慢慢起身，比起來輕鬆。然而對臂力沒有信心的人，建議充分夾緊兩側腋下，慢慢起身。像做伏地挺身一樣，靠胸部與手臂的力量撐起身體。

120

第6章 消除疼痛的睡覺、起身日常動作

> 消除疼痛的訣竅

頸·肩 腰 膝蓋

輕微疼痛時的對策

減輕腰部負擔的起身方式

睡醒時若感覺「咦！腰部有點痠」，建議先用手肘支撐身體重量，接著用手推壓床鋪，慢慢撐起身體，這種方式比較安全。

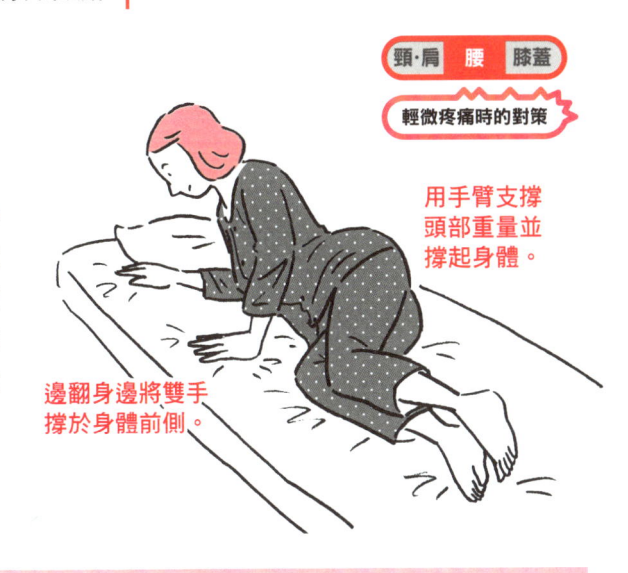

用手臂支撐頭部重量並撐起身體。

邊翻身邊將雙手撐於身體前側。

> 務必注意這種動作！

不是閃到腰，而是「嚇到腰」

睡覺期間因身體活動量少，血液循環會略微停滯。若起床時從仰臥姿勢猛然坐起，容易因突然增加腰部負擔而引發疼痛。

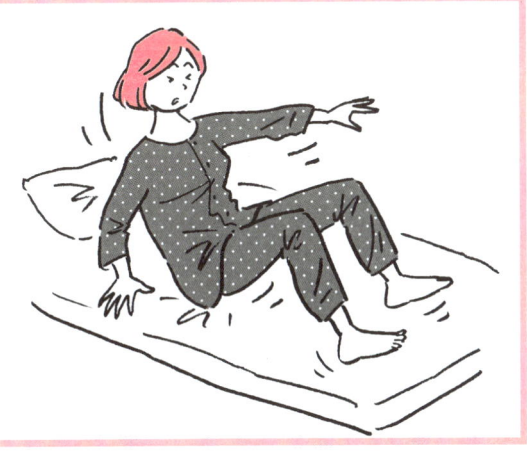

特別注意起床時的疲累感

人體在處於緊繃或疲勞狀態下，肌肉容易變得僵硬。

當身心累積了比平常更多的壓力時，請務必多加留意。疲勞嚴重時，盡量避免做出會讓腰部發出哀鳴的動作。

若感覺腰痠倦怠，請試試 P116 的「搖晃腰部」動作。

只需數十秒，身體就會明顯輕鬆許多。

121

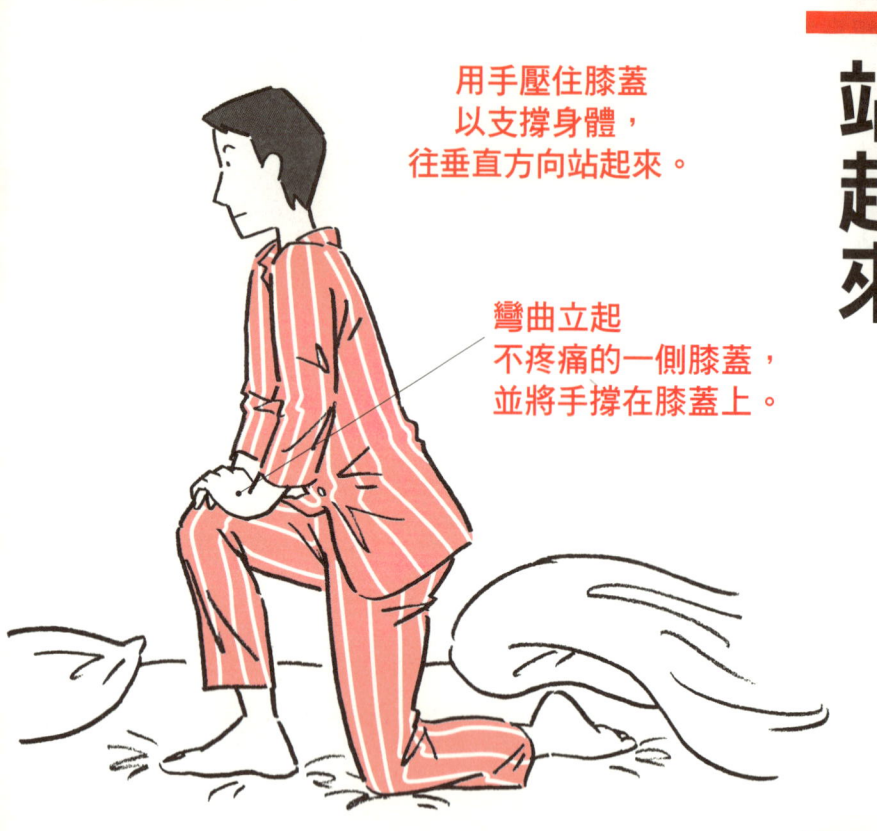

| 頸・肩 | 腰 | 膝蓋 |

輕微疼痛時的對策

消除疼痛的日常動作

40 站起來

用手壓住膝蓋以支撐身體，往垂直方向站起來。

彎曲立起不疼痛的一側膝蓋，並將手撐在膝蓋上。

彎曲立起單側膝蓋，將手撐在膝蓋上支撐身體

消除疼痛的訣竅

站起來基本要領 希望大家熟記的

首先，彎曲立起單側膝蓋，將手撐在膝蓋上再站起來。這個動作不僅適用於從床上起身，也適合從跪坐姿勢站起來。

然而若膝蓋狀況不佳，建議盡量扶著桌子等支撐物站起來。

122

第 6 章　消除疼痛的睡覺、起身日常動作

> 消除疼痛的訣竅

劇烈疼痛時，匍匐前進

若疼痛非常劇烈，又沒有任何可抓握的支撐物，強烈建議先以匍匐前進的方式，移動到有支撐物的地方，再藉助其輔助站起來。

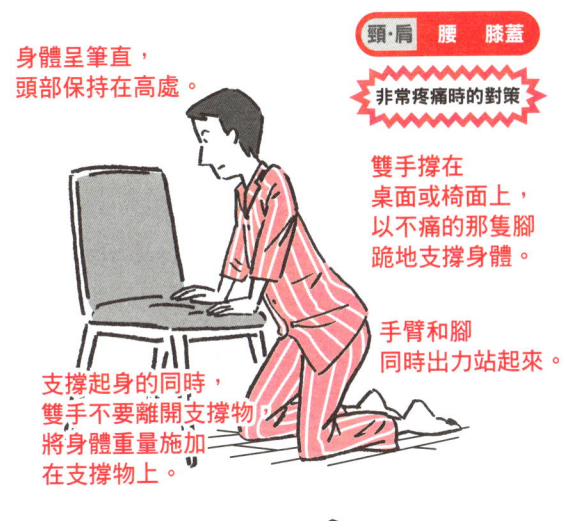

頸‧肩　腰　膝蓋

非常疼痛時的對策

身體呈筆直，頭部保持在高處。

雙手撐在桌面或椅面上，以不痛的那隻腳跪地支撐身體。

手臂和腳同時出力站起來。

支撐起身的同時，雙手不要離開支撐物，將身體重量施加在支撐物上。

> 消除疼痛的訣竅

目標是打造能終身服役的下半身！

與其每天做數十次腰部未充分下沉的微蹲，不如每天一次「深蹲後站起來」的動作，更能有效鍛鍊對生活有幫助的肌肉。

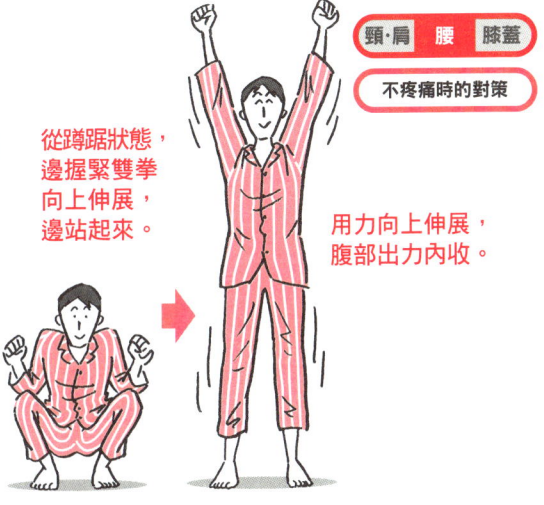

頸‧肩　腰　膝蓋

不疼痛時的對策

從蹲踞狀態，邊握緊雙拳向上伸展，邊站起來。

用力向上伸展，腹部出力內收。

善用技巧，克服疼痛

腰部劇烈疼痛時，靠自己力量站起來確實困難。

愈是勉強硬撐，只會延遲腰部的康復時間，因此應積極地善用技巧來保護腰部，盡量縮短痛苦期。

從減輕腰部負擔的角度來看，西式床組比地板鋪床來得友善。若無法改用西式床組，建議在地板床鋪旁放置一把椅子或小桌子，以利支撐起身。

123

> 消除疼痛的訣竅

活用除塵拖把

雙腳難以施力時，可以試著握住除塵拖把的把柄，建議稍微握高一點，然後用力向下推壓。也可以使用雨傘，但若使用雨傘，建議從手把上方處向下推壓，以幫助輕鬆站起來。

頸・肩　腰　膝蓋

非常疼痛時的對策

用力握住把柄，將把柄用力推壓地板的同時，往垂直方向站起來。

手臂和支撐腳同時出力。

> 消除疼痛的訣竅

以深蹲變化版來保護腰部

在輕度疼痛的情況下，可以先稍微前傾上半身，再站起來。但是要記得收緊腹部，並挺胸站直。

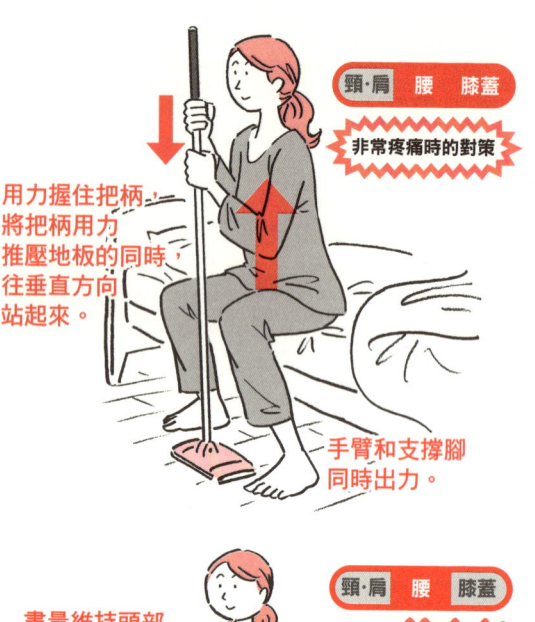

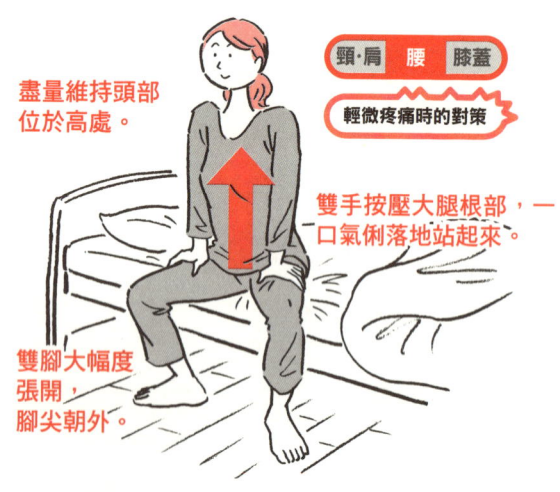

盡量維持頭部位於高處。

頸・肩　腰　膝蓋

輕微疼痛時的對策

雙手按壓大腿根部，一口氣俐落地站起來。

雙腳大幅度張開，腳尖朝外。

覺得腰痠疲累時，需要特別留意的事

日常生活中的所有動作，腰部都是關鍵。當腰部狀況不佳時，愈是吃力的，往往就是那些「不自覺增加腰部負擔的動作」，其中之一就是「站起來」。

即使腰部不痛，但若已感覺到腰痠疲累……出現這種情況時，請在疲勞轉為疼痛之前，養成「頭部維持在高處」、「腹部出力內收」的習慣，有助減輕站起來時的腰部負擔。

124

依疼痛程度分類 反向索引

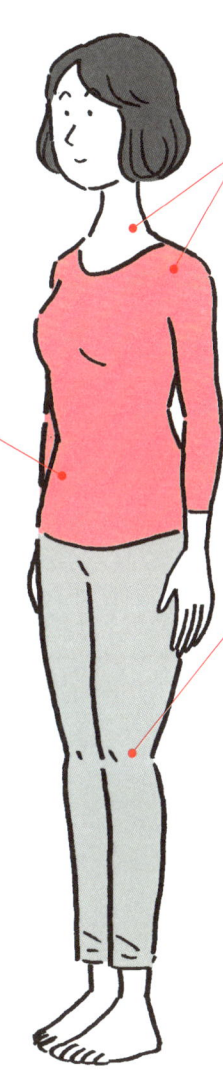

頸・肩

非常疼痛時的對策

36,38,60,63,66,68,71,86,90,93,94

輕微疼痛時的對策

37,49,54,62,67,81,82,84,85,88,91,92,93,95,111

不疼痛時的對策

37,57,67,69,77,79,91,113

腰

非常疼痛時的對策

34,36,38,40,45,46,48,50,56,57,60,61,66,68,71,74,76,79,80,86,88,90,93,97,101,105,107,108,110,112,114,118,120,123,124

輕微疼痛時的對策

35,37,39,41,44,47,49,51,53,54,55,58,61,64,65,69,70,75,77,81,82,85,87,88,91,92,93,96,98,104,105,106,107,109,111,113,115,116,117,119,121,122,124

不疼痛時的對策

35,37,41,45,49,51,52,57,67,69,71,77,79,83,87,91,99,111,113,115,123

膝蓋

非常疼痛時的對策

36,38,40,50,57,61,71,74,76,79,80,86,88,90,97,101,105,107,123,124

輕微疼痛時的對策

35,37,39,41,44,49,53,55,58,64,69,75,78,81,82,87,91,98,100,116,117

不疼痛時的對策

37,41,45,49,51,52,57,67,71,77,79,83,87,97,99,111,115

【作者簡介】
植森美緒

健康運動指導師，擁有35年的指導經驗。是真空收腹法（Draw-in）的頂尖專家。曾經連續10年減重失敗，甚至因為過度逞強進行運動而傷了腰。秉持「改變日常動作就能改變人生」的理念，致力於提倡日常生活中能夠輕鬆進行的減重・健康法。親身實踐這些方法，並且成功解決腰痛問題。30多年來始終維持58公分的纖細腰圍。原本任職於運動俱樂部，後來轉為自由工作者，活躍於一般民間推廣學校、專門學校、骨科、自治團體、健康保險社團、企業、女性雜誌和電視媒體等各個領域。曾經舉辦多場講座，因參加者感受到即效性的改善而深受好評，目前直接接受過植森指導的人已經超過5萬人次。著有多本暢銷書籍，包含《1日1分で腹が凹む 4万人がラクに結果を出した最高に合理的なダイエットの正解》、《誰說呼吸就會胖？醒著就能瘦的日常動作瘦身圖鑑》（楓葉社文化出版）等。

【監修簡介】
金岡恒治

早稻田大學運動科學學院教授、骨科專科醫師、脊椎脊髓專科醫師。曾擔任筑波大學骨科講師，自2007年起在早稻田大學從事運動醫學教育和腰痛運動療法的研究，是專精於軀幹深層肌肉的專家。2021年起，在「Spine Conditioning Station」正式開始採用運動療法。曾經擔任雪梨、雅典、北京奧運的游泳隊隨行醫師，以及倫敦奧運的JOC總部醫師。擁有多項專業資格與委員身分，包含日本骨科學會專科醫師、JSPO認證的運動醫師、日本游泳聯盟醫師委員會委員、JSPO運動防護員等。著有多本書籍，包含《脊柱管狹窄症どんどんよくなる！劇的1ポーズ大全》（文響社）等。

ILLUST DE WAKARU KATA・KOSHI・HIZA NO ITAMI GA KIERU NICHIJODOSA DAIZUKAN
by Mio Uemori, supervised by Koji Kaneoka
Copyright © 2024 Mio Uemori
Complex Chinese translation copyright © 2025 by Maple House Cultural Publishing
All rights reserved.
Original Japanese language edition published by Diamond, Inc.
Complex Chinese translation rights arranged with Diamond, Inc.
through CREEK&RIVER CO., LTD.

肩・腰・膝不痛了！
圖解痠痛舒緩指南

出　　　版	楓葉社文化事業有限公司
地　　　址	新北市板橋區信義路163巷3號10樓
郵 政 劃 撥	19907596 楓書坊文化出版社
網　　　址	www.maplebook.com.tw
電　　　話	02-2957-6096
傳　　　真	02-2957-6435
作　　　者	植森美緒
監　　　修	金岡恒治
翻　　　譯	龔亭芬
責 任 編 輯	吳婕妤
內 文 排 版	楊亞容
港 澳 經 銷	泛華發行代理有限公司
定　　　價	380元
初 版 日 期	2025年9月

封面設計	小口翔平＋須貝美咲(tobufune)
插畫	中村知史
攝影	赤石仁
髮型	山崎由里子
本文設計	今井佳代
DTP	道倉健二郎(Office STRADA)
編輯協力	星野由香里
責任編輯	中村直子

國家圖書館出版品預行編目資料

肩・腰・膝不痛了！圖解痠痛舒緩指南 /
植森美緒作；龔亭芬譯. -- 初版. -- 新北市
：楓葉社文化事業有限公司, 2025.09
　面；公分

ISBN 978-986-370-847-6（平裝）

1. 疼痛　2. 健康法

415.942　　　　　　　　　　　114010799